sic knowledge of the central nervous system demyelination disease: Where's my myelin

神经系统脱髓鞘疾病需知

我的髓鞘去了哪

主　审：龚洪瀚

主　编：周福庆

副主编：赵桂宪　韩雪梅

编　委：段云云　首都医科大学附属北京天坛医院

龚洪瀚　南昌大学第一附属医院

韩雪梅　吉林大学中日联谊医院

李芳君　南昌大学第一附属医院

裴衣秀　南昌大学第一附属医院

王　磊　南昌大学第一附属医院

吴　麟　南昌大学第一附属医院

邬莺莺　南昌大学第一附属医院

赵桂宪　复旦大学附属华山医院

周福庆　南昌大学第一附属医院

朱艳艳　南昌大学第一附属医院

庄　莹　江西省中西医结合医院

江西科学技术出版社

图书在版编目（CIP）数据

神经系统脱髓鞘疾病需知：我的髓鞘去了哪 / 周福庆主编 . -- 南昌：江西科学技术出版社，2020.12

ISBN 978-7-5390-7608-9

Ⅰ . ①神… Ⅱ . ①周… Ⅲ . ①脱髓鞘疾病 – 诊疗 Ⅳ . ① R744.5

中国版本图书馆 CIP 数据核字 (2020) 第 223469 号

国际互联网（Internet）地址：http：//www.jxkjcbs.com
选题序号：ZK2019496
图书代码：B20367-101

神经系统脱髓鞘疾病需知：我的髓鞘去了哪　　周福庆　主编
SHENJING XITONG TUOSUIQIAO JIBING XUZHI : WO DE SUIQIAO QU LE NA

出版发行 / 江西科学技术出版社
社址 / 南昌市蓼洲街 2 号附 1 号
邮编 / 330009
电话 / 0791-86623491
印刷 / 江西千叶彩印有限公司
经销 / 各地新华书店
开本 / 889mm × 1194mm　1/32
印张 / 8
字数 / 140 千字
版次 / 2020 年 12 月第 1 版　2020 年 12 月第 1 次印刷
书号 / ISBN 978-7-5390-7608-9
定价 / 68.00 元

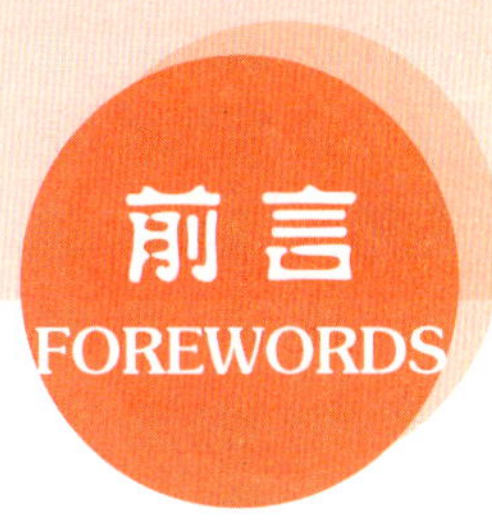

前言 FOREWORDS

十余年前，当我第一次真正接触到中枢神经系统脱髓鞘疾病时，特别是和多发性硬化、视神经脊髓炎疾病的患者有了更多的接触之后，我深深地体会到：相比知道自己“确诊”而言，对该病充满的未知所带来的冲击远大于疾病本身！从那一刻起，我就萌发了写一些东西的想法。但因自身能力等原因，此事一度被搁置下来了。后来，随着社会经济的快速发展，磁共振成像设备在县级甚至乡镇医院普及，脱髓鞘疾病的检出越来越多了。最终，两年前，在北京、上海、吉林和南昌等众多专家的支持下，我们终于迈出了这一步。

可是，采用什么样的形式来告诉大家什么是髓鞘，患有中枢神经系统脱髓鞘疾病该注意什么呢？是简单的、通俗的近乎卡通式的科普，还是专业一点的介绍？这一直是我们在考虑的问题。最终，在参考了多发性硬化协会的一些介绍之后，我们采用了现在的这种“硬核”+“软文”的形式，希望无论是只想简单了解一点的您，还是近“良医”的您都能在这本书中获得收获！

我们只想让您能够对脱髓鞘疾病有更多的理解，我们只希望您能够在此获得更多的平和！如果一遍不行，咱们可以“二刷”“三刷”……

周福庆

南昌大学赣江特聘教授

二〇二〇年于东湖

目录
CONTENTS

第1章 髓 鞘

一、什么是髓鞘

大脑是人体的中枢，神经元是组成中枢神经系统的主体细胞，胶质细胞起到支撑和保护神经元的作用，让我们能够听到、看到、感觉到，产生运动和记忆。每个神经元都包含胞体和轴突两部分，其中轴突是胞体的拓展并携带信息。

大部分的中枢和周围神经系统的轴突外面为髓鞘包裹。髓鞘由施旺细胞和髓鞘细胞膜组成，富含脂质（脂肪类物质）和蛋白，包裹在神经细胞轴突外面的一层膜。神经元信号在轴突内以动作电位的形式进行电信号传递，髓鞘就像电线外面的绝缘胶皮一样，

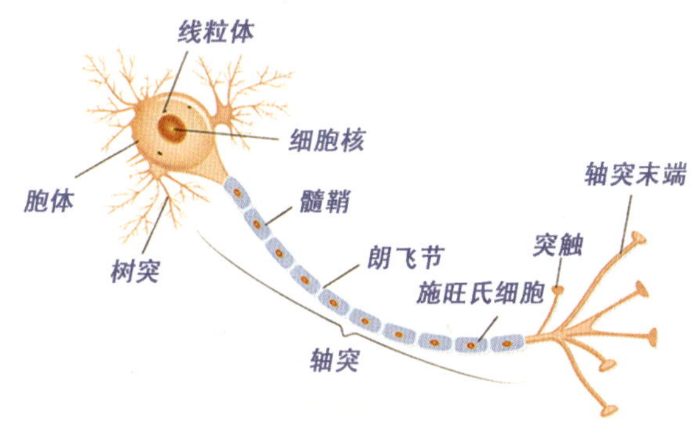

图 1.1 神经元有 4 个特殊区执行不同的功能：①树突，接受传入信息。②胞体，整合信息，可延伸多种形态的轴突和树突。③轴突，传递信息到轴突末梢。④轴突末梢，为突触前成分，细胞间的信息在此交流，神经元就这样将信号传递到另一个神经元

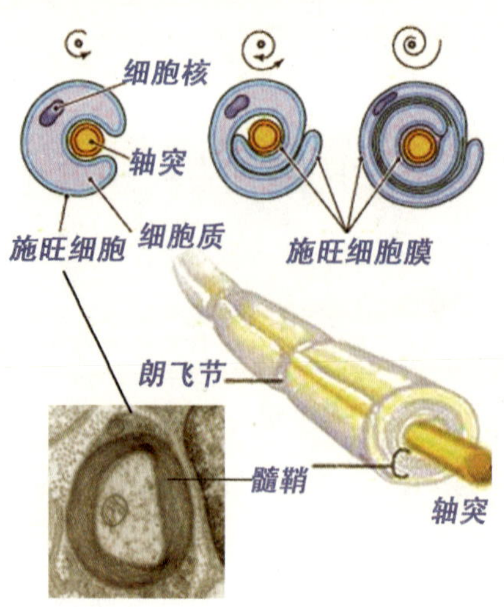

图 1.2　施旺细胞和髓鞘细胞膜构成的髓鞘对轴突（像电线的金属丝）起到保护作用

主要起到绝缘作用，防止神经电冲动从神经元轴突错误地传递至本不应该到的另一神经元轴突，就像电缆中的数根细电线均有外皮进行绝缘保护一样。

髓鞘一般只出现在脊椎动物以及一些桡脚类动物（海洋内一类细小甲壳类动物）的神经元轴突外围。

关键事实：

- 髓鞘化：外周轴突髓鞘化由神经膜细胞产生；中枢髓鞘由少突胶质细胞产生。
- 髓鞘功能：绝缘的轴突可以快速传导动作电位；与周围成分绝缘。
- 脑的髓鞘化：在 2 岁时成熟。
- 临床疾病：脱髓鞘；神经鞘瘤。

二、髓鞘的结构

鱼类等脊椎动物，在个体生长发育的过程中髓鞘出现得较晚；而人类于出生时髓鞘已经形成，但可因神经种类的不同而异。中枢神经系统髓鞘由一些特殊细胞（少突胶质细胞）产生；周围神经系统髓鞘由神经膜细胞产生。两种类型髓鞘的化学成分不同，但他们执行相同的功能。根据偏光显微镜观察，包括磷脂的脂质（3.5~5 纳米）从轴索中心向外排列成放射状，以白明胶主的蛋白质形成同心圆（17~18 纳米），蛋白质和脂肪相互排成层状的构造。髓鞘在一些间断部位缺如，这一部分称郎飞氏结，两结之间称结间节（长 50~1000 微米）。覆盖髓鞘的轴突称为有髓轴突，假如轴突没有髓鞘覆盖，则为无髓轴突。髓鞘化是髓鞘形成的过程。

目前研究注意髓鞘成分的抗原性，如：髓鞘碱性蛋白（MBP）、髓鞘相关糖蛋白（MAG）、髓鞘少突胶质细胞糖蛋白（MOG）等。

三、髓鞘的功能

因为髓鞘主要包绕轴突，其主要有 3 个功能：

1. 支持轴突与周围组织，例如相邻的轴突之间的电气绝缘，以避免干扰。

2. 通过一种称为“跳跃式传导”的机制来加快动作电位的传递；神经信号的传导速度和轴突的直径有关，有髓鞘的轴突直径在 1~13μm。无髓鞘的轴突一般直径较小，中枢神经系统一般小于 0.2μm、周围神经系统小于 1μm。有髓鞘的轴突传导速度要大于无髓鞘的轴突。

3. 在一些轴突受损的情况下引导轴突的再生。

四、髓鞘化

髓鞘化（myelination）是指髓鞘发展的过程，它使神经兴奋在沿神经纤维传导时速度加快，并保证其定向传导，是新生儿的神经系统发展必不可少的过程，2 岁时成熟。在这个阶段，运动和感觉系统是成熟的，大脑半球的髓鞘化基本完成。而有些区域的髓鞘化出现较晚，如丘脑辐射在 5~7 岁成熟，联合皮层的皮层间连接的髓鞘化持续到 20~30 岁。在出生后的第一年，大脑的髓鞘化是一个有序的过程，通常从脑干开始，在到小脑和基底节区，然后到枕叶和顶叶、额叶和颞叶。通常的程序是从中央到边缘，从尾部到头部，从背侧到腹侧。大脑的髓鞘化通常是从低级到高级皮层；初级皮层如初级运动皮层先髓鞘化，紧接着是次级皮层如前运动和辅助运动皮层，最后是三级皮层如前额叶皮层。

髓鞘化是形成记忆的一种方式，能增强细胞组织间的连接。“驾轻就熟”“熟能生巧”“老马识途”等就是髓鞘化的结果。

神经元家族的情景剧

万里无云的一天，小包医生和多多、小四、小波和毛毛一起宅在家看综艺节目。

其中，美国的行为神经科学专家克莉丝汀·康玛福德（Christine Comaford）对比尔·盖茨的采访引起了大家的兴趣。克莉丝汀.康玛福德询问比尔·盖茨，“什么是你最大的恐惧？”盖茨答道，“我最害怕无法变得更聪明。”克莉丝汀.康玛福德接着解释道：我们的大脑大约有一半是由灰质，另一半则是白质。髓鞘是交流、阅读、学习技能，以及“人成为人”的关键。

多多和小四都被克莉丝汀·康玛福德的这段话调动了情绪，接着向小包提起问来。

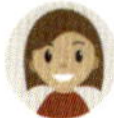

多多问：什么是髓鞘呢？

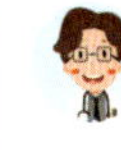

小包答：髓鞘质是神经通路外面包的一层绝缘体，它的作用是防止神经通路之间的信号干扰，让神经通路对刺激的反应更快，也就是说让信息传输速度更快。

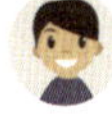

小四：那髓鞘什么时候形成的呢？

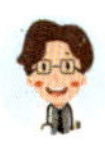

小包：髓鞘形成始于胚胎第 6 月，90% 的脑髓鞘化发生在 2 岁以内。

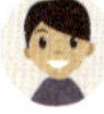

小四：那髓鞘如何使人变得更聪明的呢？

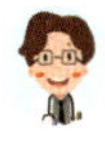

小包：对了，髓鞘质不会凭着天真的愿望，模糊的想法，或者洗个热水澡就忘光光的东西而生长。这种生理机制只钟情行动：真真实实的电流脉冲传过神经纤维。儿童时期，髓鞘质会一波接一波地生成，有些由基因决定，有些与活动相关。这个状态一直持续到 30 多岁，为人类提供了一个轻松掌握新技能的关键期。此后，髓鞘质还会继续生长。直至 50 岁，损失的速度将快过生长的速度。

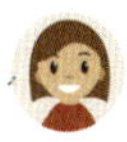

多多：那 50 岁后还会生长吗？

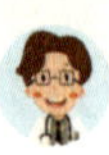

小包：能。5% 的磷酸寡核苷酸一直处于不成熟状态，随时待命。我们知道年轻的时候学东西快，老了就慢了，但不是学不会，因为髓鞘质还会生长，只是生长速度和损失速度在比赛。每当我们专注于一件事情，专心学习一个技能的时候，髓鞘质会快速增长，所以花在掌握一个技能的时间不只是指时长，更是看中这个时间的质量。

多多：小包真棒。懂得就是多。

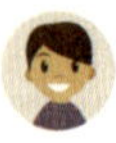

小四：小包，你说大脑神经纤维的髓鞘就像电线的绝缘层，可以使神经元准确地传递信息。那是不是神经纤维髓鞘发育越好，大脑传递信息的速度就越快，效率也越高呢？

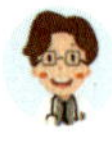

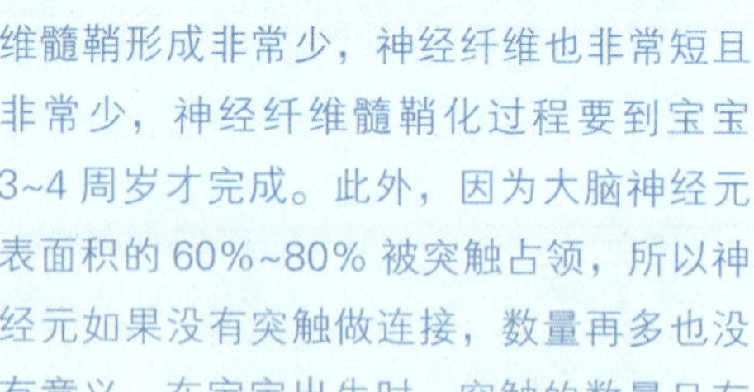

小包：是的。宝宝刚出生的时候，神经纤维髓鞘形成非常少，神经纤维也非常短且非常少，神经纤维髓鞘化过程要到宝宝3~4 周岁才完成。此外，因为大脑神经元表面积的 60%~80% 被突触占领，所以神经元如果没有突触做连接，数量再多也没有意义。在宝宝出生时，突触的数量只有50 万亿个，到 3 个月时达到高峰，大概是在 10000 万亿个，是 3 岁时的 10 倍。

这时，一直没怎么说话的毛毛加入了他们的聊天。

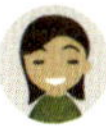

毛毛：那按照你们这么说，是不是脑袋大的人，髓鞘也多一点呢？

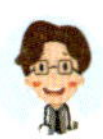

小包：脑袋大意味着脑容量大，脑容量大意味着有更多的神经元细胞、神经髓鞘细胞和细胞间突触联系。牛顿、爱因斯坦、霍金、杨振宁的智慧超群，并不是靠脑袋大。实际上，非凡的天才，爱因斯坦，他的大脑并没发现跟常人有多大差异。甚至，其重量 1230 克，比同一年龄段的男性大脑的平均重量还轻一些。大脑里面的白质——也就是包裹在轴突外面的髓鞘组成的东西，髓鞘越多，信息传导的越快，因此白质是大脑反应速度的一个指标，也就是看你聪不聪明。

这时，一直没有搭话的小波从一本杂志中抬起头说：

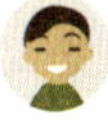

范德比尔特大学医学中心的一个研究小组在《美国国家科学院院刊》（PNAS）上报告说，在实验室实验中，腰果壳中发现的一种化合物可以促进中枢神经系统的再髓鞘化。也就是说，腰果壳中的腰果酸拯救髓磷脂和髓鞘的"救星"。可以使人变聪明……所以，呵呵，腰果的壳不能丢……

这话一说，惹得大家纷纷把桌上的腰果壳丢给你小波，以及阵阵的欢笑声。

第 2 章　不健康的髓鞘或脱髓鞘

不健康的髓鞘包括髓鞘破坏和髓鞘形成不良。前者是指原本发育正常的髓鞘受到破坏，而髓鞘形成不良指髓鞘代谢所需酶的异常而导致的髓鞘异常，后者又称作白质营养不良。脱髓鞘的定义是指神经纤维损伤或一些病理条件下由于施旺细胞变性或髓鞘损伤导致髓鞘板层分离、肿胀、断裂、崩解呈脂质小滴，进而完全脱失但轴突相对保留的现象。如果持续进展，轴索也可以出现继发性的损伤，就像电线外面的皮破损时间久了，里头的金属丝也容易损坏是一回事。在临床上，脱髓鞘并非一个简单的概念，它兼具影像（MRI）、病理和临床的元素在其中。

从影像学（MRI）角度而言，脱髓鞘指的是一种直观影像学征象，即脑或脊髓白质有非占位性或轻度占位性病灶，不管原因。因此它给出的信息离临床相对较远。

事实上，引起脑白质脱髓鞘病灶的原因太多，除了髓鞘形成障碍和特发性炎性脱髓鞘疾病谱外，其他病因诸如血管性（梗死、血管炎）、自身免疫性（SLE）、代谢（维生素 B_{12} 缺乏）、感染（隐球菌感染）、遗传（CADASIL）等都可引起影像学的“脱髓鞘”征象，属于继发性脱髓鞘范畴。

从病理的角度看，脱髓鞘是指经过髓鞘固蓝法或其他相关染色看到神经纤维的髓鞘不着色（表示脱失）的病理现象，然后根据髓鞘脱失特点（如斑块、同心圆等）、是否伴（何种）炎症细胞浸润进行所谓最高级别的确定。

脱髓鞘病理变化是神经纤维的髓鞘脱失而神经细胞相对保持完整、使神经冲动的传送受到影响的过程。急性脱髓鞘的神经髓鞘可以再生，且较迅速而完全，对功能恢复影响不大。慢性脱髓鞘性神经病，由于反复脱髓鞘与髓鞘的再生神经膜细胞明显增殖，神经可变粗，并有轴突丧失，因此功能恢复不完全。

脱髓鞘的病理：髓鞘碱性蛋白（MBP）的抗原性主要取决于其初级结构。实验研究证明不同种实验动物对氨基酸序列中不同片段产生不同的免疫应答。用牛髓鞘碱性蛋白（MBP）主动免疫实验动物可致实验性变应性脑脊髓炎（EAE）。其中 114~122 位氨基酸和 117~170 位氨基酸分别对豚鼠和猴具较强抗原性。更注意到髓鞘及其支持细胞（少树突胶质细胞、施万细胞）受不同免疫机制攻击而破坏，如免疫球蛋白、髓鞘少突胶质细胞醣蛋白（MOG，一种髓鞘成分抗原）抗体等。

脱髓鞘的功能影响：髓鞘上有郎飞氏结可使神经冲动跳跃传递。髓鞘是一层脂肪组织，包裹在某些神经元的轴突外，具有绝缘作用并提高神经冲动的传导速度，并有保护轴突的作用。髓鞘的重要性在多发性硬化中可明显地表现出来，这是一种髓鞘功能退化的疾病。疾病会导致向肌肉传导信息的速度减慢，并最终失去对肌肉的控制。

在临床上，神经科医生指的临床、影像、病理水平一直的脱髓鞘性的疾病多指原发性脱髓鞘，包括多发性硬化、神经髓鞘炎、急性播散性脑脊髓炎、视神经炎、横断性脊髓炎、同心圆硬化和弥漫性硬化等。而一些其他的疾病在影像（MRI）上也可表现为脱髓鞘，比如脑小血管病、中枢神经系统小血管炎（原发或继发）、某些的感染性、代谢性和中毒性疾病。其中脑小血管病 MRI 上主要表现为白质弥漫性脱髓鞘，以额叶、顶叶、枕叶最为明显，基底节、丘脑和脑干也可见多发性小梗死灶。

小包医生是多多和小四一家人的朋友

多多问：什么是髓鞘？

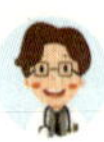

小包答：髓鞘是由施旺细胞和髓鞘细胞膜共同组成的富含脂质和蛋白的一层膜性结构。

多多问：什么是健康的髓鞘？

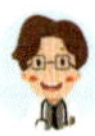

小包答：指发育正常、结构完整的髓鞘。

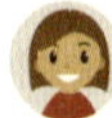

多多问：脱髓鞘的“脱”是什么意思？是脱衣服的脱吗？

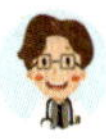

小包答：是指正常髓鞘脱失的意思。形象地讲，就像是脱衣服一样，所以使用了“脱”字。

多多问：哪些原因可以引起髓鞘的脱失？

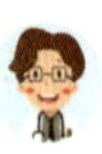

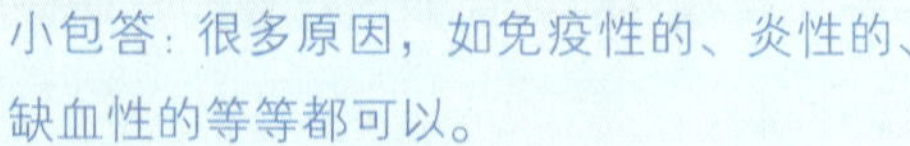

小包答：很多原因，如免疫性的、炎性的、缺血性的等等都可以。

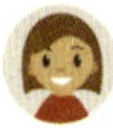

多多问：作为患者或者普通人，什么办法可以知道是否存在“脱髓鞘”呢？

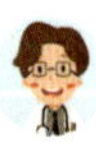

小包答：比较简单的办法就是使用功能磁共振成像（MRI）技术。

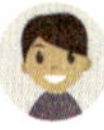

小四连忙问：在哪里可以进行 MRI 的检查呢？

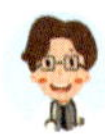

小包自信地答：目前 MRI 设备已经比较普及，在县或县以上医院，甚至一些条件比较好的乡镇医院都可以接受 MRI 的检查。

多多问：脱髓鞘在 MRI 上看起来是怎么样的？

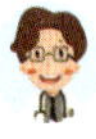

小包答：我们展示一组脱髓鞘的图片如下（箭头所指）：

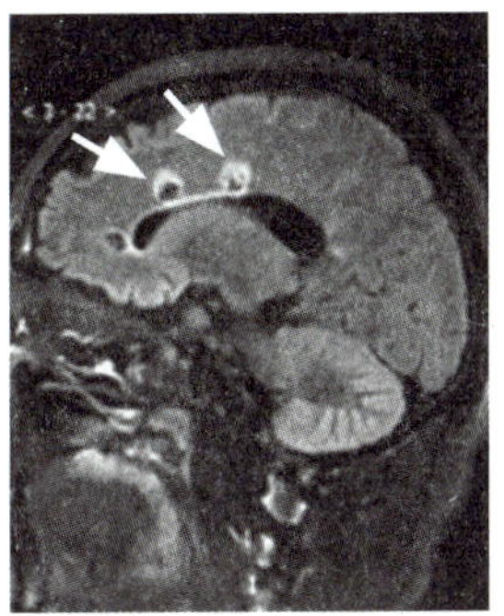

图 2.1　缺血性脱髓鞘

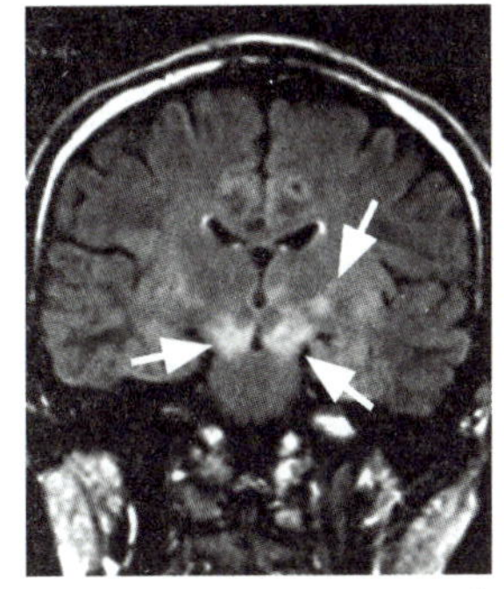

图 2.2　视神经脊髓炎谱系疾病的脱髓鞘

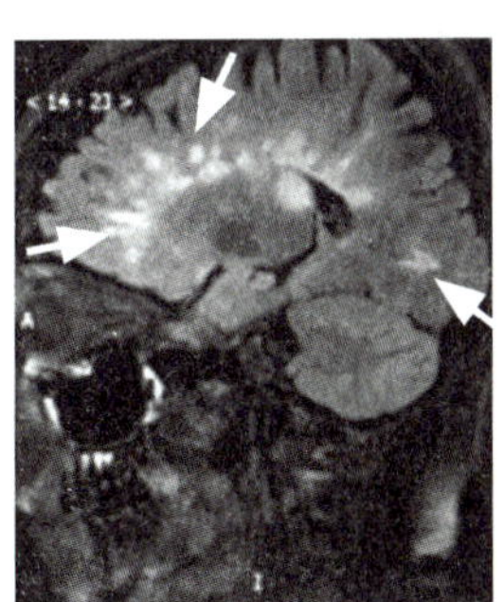

图 2.3　多发性硬化的脱髓鞘

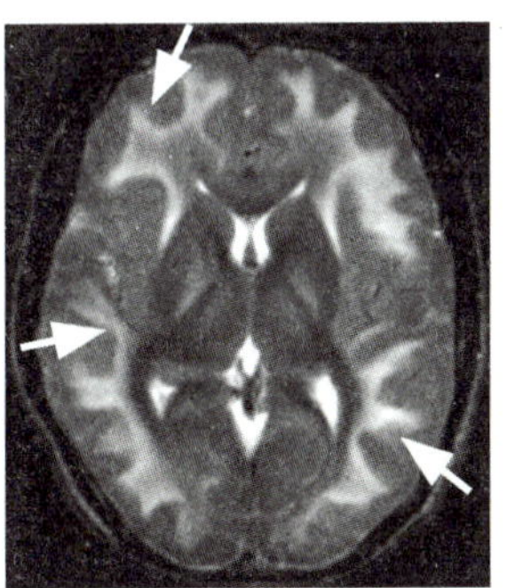

图 2.4　异染性脑白质营养不良的髓鞘异常

第3章 原发性脱髓鞘疾病的种类

一、中枢神经系统脱髓鞘疾病概述

中枢神经系统脱髓鞘疾病总体上分为两大类：①正常髓鞘的脱失。②髓鞘形成障碍。

髓鞘形成障碍多与遗传因素相关，髓鞘不能正常形成所致。具体的疾病有异染性脑白质营养不良、肾上腺脑白质营养不良等。

而对于正常髓鞘脱失，如果可以明确原因的，称为继发性脱髓鞘，例如缺血性脑卒中（俗称中风）、电解质紊乱（脑桥中央髓鞘溶解综合征）、中毒（一氧化碳、有机磷中毒）、脑肿瘤、脑外伤等原因都可以导致脑白质脱髓鞘。但是，部分的脱髓鞘患者并没有明确的原因。此类患者常常出现在病毒感染或针对病毒感染的疫苗接种后，可能是病毒或其他物质以某种方式触发免疫系统攻击人体自身组织，发生自身免疫反应导致炎症，损害髓鞘和神经纤维，这就是所谓原发性脱髓鞘疾病。

以下我们简单介绍一下，这种没有明确原因的原发性脱髓鞘疾病吧。

二、多发性硬化（MS）

1868年，誉为“神经症领域的拿破仑”法国神经学家首次描述了多发性硬化，是最常见的原发性脱髓鞘疾病。本病最常累及的部位为脑室周围白质、视神经、脊髓、脑干和小脑，主要临床特点为症状和体征的空间多发性和病程的时间多发性。据不完全统计，2015 年全球约有 230 万人罹患此病，但不同地区和族群的发病率差异极大。流行病资料表明，接近地球两极地带，特别是北半球北部高纬度地带的国家，本病发病率较高，这可能与户外紫外线 UVB 辐射暴露不足有关系。高危地区包括美国北部、加拿大、冰岛、英国、北欧、澳洲的塔斯马尼亚岛和新西兰南部，患病率为 40/10 万或更高。赤道国家发病率小于 1/10 万，亚洲和非洲国家发病率较低，约为 5/10 万。我国虽属于低发病区，与日本相似，但由于人口基数大，患病者的数量还是不少。通常在 20 到 50 岁之间发病，女性的发生率为男性的 2 倍（详见第 6 章）。

三、视神经脊髓炎谱系疾病（NMOSDs）

1894 年由 Devic 首次描述，临床特征为急性或亚急性起病的单眼或双眼失明，在之前或之后数日或数周伴发横贯性或上升性脊髓炎，定义为视神经脊髓炎（NMO），也被称为 Devic 病或 Devic 综合征，是视神经与脊髓同时或相继受累的急性或亚急性脱髓鞘病变。男女均可发病，单时相 NMO 男女患病比率相等，复发型 NMO 女性发病显著高于男性。平均发病年龄 30~40 岁，约 10% 的 NMO 患者发病年龄小于 18 岁。后在 2007 年，Wingerchuk 归纳并提出了视神经脊髓炎谱系疾病（NMOSDs）概念，2010 年欧洲神经病学联盟（EFNS）将 NMOSDs 明确定义，特指一组潜在发病机制与 NMO 相近，但临床受累局限，不完全符合 NMO 诊断的相关疾病（详见第 7 章）。

四、急性播散性脑脊髓炎（ADEM）

又称感染后脑脊髓炎、疫苗接种后或出疹后脑脊髓炎，是广泛累及脑和脊髓白质的急性炎症性脱髓鞘疾病。ADEM 是少见病，年发病率为 0.2~0.8/10 万，80% 发生在 10 岁以下的儿童，成人亦可发生，但罕见。70%~93% 的患者发病数周前有感染或疫苗接种史。原因不明，可能与儿童中枢神经系统髓鞘发育不成熟或免疫应答与成人不同有关。该病显示有季节性变化，冬季和春季的发病率较高，这可能与该期间内较高的病毒感染率有关。急性出血性白质脑炎，也称为 Weston-Hurst 病，是 ADEM 的超急性变异型，表现为急性、快速进展的、暴发性炎性出血性白质脱髓鞘，多在 1 周内死于脑水肿，或遗留严重后遗症（详见第 8 章）。

五、HTLV-I 相关性脊髓病（HAM）

嗜 T- 淋巴细胞性病毒（HTLV-I）相关性脊髓病，亦称热带痉挛性截瘫，有流行倾向、往往在一个村庄内有成群发病的痉挛性截瘫，由 HTLV-1 病毒抗体阳性该特征而命名。在中美洲的哥伦比亚等热带地区的国家、日本的鹿儿岛等地区先后报道。本病通过性接触、使用污染的注射器、哺乳及输注血液制品等途径传播。病变主要累及脊髓的皮质脊髓束和后索，为对称性的较严重的变性。脑脊液细胞数正常，高倍显微镜下可见巨大淋巴性白血病样细胞（详见第 9 章）。

六、急性弛缓性脊髓炎（AFM）

又称脊髓灰质炎样综合征，是一种罕见但严重的突发性神经系统脱髓鞘疾病，超过90%的报告病例是儿童。主要表现为原因不明的突发局部肢体无力，也可出现眼球运动、言语不清及吞咽困难。截至2018年10月，疾病预防控制中心认为AFM的病因是“病毒，环境毒素和遗传性疾病等多种可能原因”，并列出脊髓灰质炎病毒，非脊髓灰质炎肠道病毒，西尼罗河病毒和腺病毒等潜在原因。该病也呈爆发的季节性模式，在夏末和秋初报告的显著增加。虽然该病的发生率似乎与呼吸道感染的数量有关，但在最初的报道中，这些病例并没有聚集在一个家庭或学校内，这表明该病本身并不直接传染，而可能是某种常见呼吸道感染非常罕见的并发症（详见第10章）。

七、同心硬化症（Balo病）

由Balo于1928年首次报道，因其病理特点为病灶内髓鞘脱失带与髓鞘保存带呈同心圆层状交互排列，形似树木年轮或大理石花纹状而得名。同心圆硬化的临床表现和病理改变与多发性硬化相似，故多数学者认为它可能是多发性硬化的一种变异型。青壮年期发病多见，平均发病年龄20~50岁，无明显性别差异，目前世界上所报告病例中70%为亚洲人，以中国、菲律宾和日本最多，可能与种族有关，临床病程无特异性，多数患者以明显精神障碍为首发症状。临床病程可为单相病程，病程较短，进展迅速，但也可发展成临床典型的多发性硬化（详见第10章）。

八、Schilder病

1912年Schilder首先以弥漫性轴突周围性脑炎报告，故称为

Schilder 病，也称弥漫性硬化，是一种非常罕见的神经退行性疾病，临床上呈现为假性肿瘤性脱髓鞘病变，诊断困难。幼儿或青少年期发病，男性较多，无家族性。病程类似急性多发性硬化，多呈亚急性、慢性进行性恶化病程，停顿或改善极为罕见。多以精神障碍起病，也可先有头痛、头昏、疲乏无力后才出现精神症状。多数患者在数月或几年内死亡,但也有存活 10 年或更长者(详见第 10 章)。

第4章　诊断工具

神经系统症状的可能原因有很多。当多发性硬化被认为是一种可能的诊断时，在确定多发性硬化诊断之前，必须排除其他原因，这可以通过下面概述的工具和测试完成。虽然这一排除过程对某些人来说可能非常迅速，但对其他人来说需要进行重复测试，可能需要很长的时间。尽可能快速、准确地对多发性硬化进行诊断，这一点很重要，有几个原因：

- 生活在令人恐惧和不舒服症状中的人们想要并且需要知道他们不舒服的原因。通过诊断，他们可以开始调整过程，并减轻他们对癌症等其他疾病的担忧。

- 因为我们现在知道，即使在多发性硬化的早期阶段也可能发生永久性的神经损伤，因此确认诊断是很重要的，以便在疾病过程中尽早开始适当的治疗。

诊断工具

通过病史和神经系统检查。

临床医师需要：

- 仔细询问病史，找出可能由多发性硬化症引起的任何曾经存在或现有的症状。

- 收集有关出生地、家族史、环境暴露、其他疾病史和旅行地点的信息，可能提供进一步的线索。

- 进行各种测试，以评估心理、情感和语言功能、力量、协调、平衡、反应、步态、视觉和其他四种感官。例如：汉密尔顿抑郁量表（HAMD）、汉密尔顿焦虑量表（HAMA）、小型心智量表（MMSE）、扩展残疾状态量表（EDSS）评估量表等。

在许多情况下，病史和神经系统检查提供了足够的证据来满足诊断标准。其他测试用于确认诊断或确定症状或神经系统检查结果的其他可能原因。

一、血液检查

虽然对多发性硬化症没有明确的血液检测，但血液检测可以排除其他导致类似多发性硬化症症状的疾病，包括红斑狼疮、干燥症、维生素和矿物质缺乏症、一些感染和罕见的遗传病。其中水通道蛋白质 4 免疫球蛋白 G 抗体（AQP4-IgG）是视神经脊髓炎谱系疾病（NMO）的特异性自身抗体标志物。而血清脊髓少突胶质细胞糖蛋白免疫球蛋白 G 抗体（MOG-IgG）阳性对 MOG 脑脊髓炎（MOG-EM）的诊断具有重要意义。

二、计算机断层扫描（CT）

CT 是利用精确准直的 X 线束，与灵敏度极高的探测器一同围绕人体的某一部位作一个接一个的断面扫描，具有扫描时间快，图像清晰等特点，可用于多种疾病的检查。CT 扫描检查具有许多优点，比如：①所获得的为横断面图像，可通过多个层面的集合而显示某个器官或组织的全貌，就像切萝卜片一样可显示内部中心的结构，从而避免病变遗漏。②具较高的密度分辨率，对细微的有密度改变的病变的检出率明显提高，并可通过静脉注射造影剂进行增强来作进一步地观察和鉴别。③检查快捷，无创伤性。④有携带方便的胶片或图片资料，便于会诊讨论和复查。

但是，CT 不是有辐射吗？会不会对人体有很大的伤害呢？其实，不仅仅是做 CT，生活中很多事情都存在辐射，只要接受的总辐射量控制在安全数值内，就是安全的！那么，有没有办法减少辐射呢？在 CT 检查时，你可以尽可能缩短接触时间，摘除金属物品、事前做好检查准备、配合医生，缩短检查时间。当然，反复的不必要的复查是不被允许的，另外，孕妇 12 周之前最好不要做 CT。

三、磁共振成像（MRI）

磁共振成像是断层成像的一种，它利用磁共振现象从人体中获得电磁信号，并重建出人体信息。磁共振成像（MRI）已应用于全身各系统的成像诊断。效果最佳的是颅脑，及其脊髓、心脏大血管、关节骨骼、软组织及盆腔等。对心血管疾病不但可以观察各腔室、大血管及瓣膜的解剖变化，而且可作心室分析，进行定性及半定量的诊断，可作多个切面图，空间分辨率较高，显示心脏及病变全貌，及其与周围结构的关系，优于其他 X 线成像、二维超声、核素及 CT 检查。在对脑脊髓病变诊断时，可作冠状、矢状及横断面图像。

（1）磁共振成像（MRI）检查没有辐射！磁共振成像是利用磁场内无线电波与体内氢原子共振作用，产生讯号经过计算机分析译码后，显示人体内部的精密影像。检查过程中，器材不会侵入体内，也不会产生辐射线。所以对人体无害，是非常安全的。

（2）MRI 检查的时间很长，且不好预估时间。受技术条件限制，加上患者的准备、摆位，MRI 的一个部位检查时间一般都需要 10 分钟以上。事实上，大部分患者的检查时间都要大于这个时间。有时候根据病情需要，有经验的 MR 技师会加扫一些对诊断有帮助的特殊序列或特殊方位，有时甚至需要在平扫的基础上再进行强化扫描，这些都会延长检查时间。对于一些复杂部位或因病情需要多部位检查的患者，检查时间会大大增加，有些甚至会长达近 2 个小时。在技术条件相对固定的前提下，检查时间是 MRI 图像质量的保证。

（3）MRI 检查时不能动。MRI 检查就像照相一样，照相的时候如果镜头中的人动了或者照相的人手抖了，照出来的照片会发虚，我们可以把磁共振检查想象成一台大相机，这台精密的“相机”不会抖动，但“照一次相”（一个检查序列）要 2~3 分钟，有些特殊序列会达到 6 分钟，如果受检查的患者在扫描的时候动了的话，那扫描的图像就会模糊，影响疾病的诊断。

（4）MRI 检查噪音很大。做过 MRI 检查的患者都会对检查的噪音有深刻的印象，太吵了！！的确，MR 检查的时候会产生噪音，最高可达 110 分贝以上，相当于飞机螺旋桨的声音，即使是现在最新的所谓“静音磁共振”“静音序列”，也接近 50 分贝，而人耳的舒适度上限是 75 分贝，因此，MR 检查的噪音会引起人的不适。MRI 噪音的主要来源是梯度场切换时，线圈在磁场中高频震荡产生的，从原理上讲，这种噪音是不可避免的，但随着技术的进步，一定会有解决的方法。目前，我们所能做的只有配备耳塞、尽量缩短检查时间。

（5）MRI 这么好，但不一定适合你。如果你有幽闭恐惧症、体内有金属植入物（植入骨头的钢钉、铁磁性心脏支架和动脉夹，发射电磁波的心脏起搏器，植入内耳的助听器等）或者是妊娠 3 个月内的早期妊娠者，那么你不适合进行 MRI 检查。

如果您所检查的身体部位及疾病是肺部、腹腔、盆腔、外伤性骨折、颅内急性出血等，做 CT 扫描或超声检查就能得出明确诊断，不必进行 MRI 检查。

值得一提的是，CT 和 MRI 能显示病变并做出定位与定量诊断，MRI 可显示 CT 不能显示的小的脱髓鞘病灶，但定性诊断需结合临床做全面分析。

四、脑脊液（CSF）

腰椎穿刺术又称腰池穿刺，简称腰穿。是指用腰穿针从腰椎棘突间隙刺入腰池，对脑脊液进行有关检测的一种技术操作。临床上常用于测定脑脊液压力；采集脑脊液进行常规、生化、免疫、细胞学等检测；了解椎管是否通畅；进行椎管造影；椎管内注入药物及脑脊液置换疗法等。

腰穿的作用有哪些？

诊断性穿刺：测定颅内压，进行脑脊液常规、生化、细胞学、免疫学等检查，且可注入造影剂，进行脊髓造影等。

治疗性穿刺：可引流血性脑脊液、炎性分泌物等，可放适量脑脊液以降低颅内压。另外，可向蛛网膜下腔注入药物进行治疗。

腰穿置管引流作用：颅脑感染治疗、颅脑手术切口愈合不良引流降低颅内压、脑积水术前诊断性放液等。

哪些疾病要做诊断性腰穿?

腰穿用于协助疾病诊断的适应证有:①中枢神经系统炎性病变,包括各种原因引起的脑膜炎和脑炎。②临床怀疑蛛网膜下腔出血而头颅 CT 尚不能证实时或与脑膜炎等疾病鉴别有困难时。③脑膜瘤的诊断。④中枢神经系统血管炎、脱髓鞘疾病及颅内转移瘤的诊断和鉴别诊断。⑤脊髓病变和多发性神经根病变的诊断及鉴别诊断。⑥脊髓造影和鞘内药物治疗等。⑦怀疑颅内压异常。

脑脊液是什么?

头颅和脊椎是相通的,类似倒过来的啤酒瓶,上粗下细,装了脑和脊髓,脑脊液填充于脑和脊髓周围的空隙(脑室及蛛网膜下腔)的一种无色透明液体,对脑和脊髓具有保护、支持和营养等多种功能。因为相通,腰椎处获取的脑脊液能够反映脑或脊髓受到的一些影响。许多神经系统的疾病可以使脑脊液的生理、生化等特性发生改变,特别是对中枢神经系统感染等疾病的诊断、鉴别诊断、疗效和预后判断具有重要价值。

五、诱发电位(EP)

诱发电位(EP)是神经系统在感受外来或内在刺激时产生的生物电活动,用于检测各种感觉或运动神经与大脑之间传递信息的功能。包括:①视觉诱发电位:通过电脑屏幕给予图像刺激,在头皮记录视觉中枢产生的反应,判断视觉神经传导通路的功能。②听觉诱发电位:通过耳麦给予声音刺激,在头皮记录听觉中枢产生的反应,判断听觉神经传导通路的功能。③前庭诱发肌源性电位:通过耳麦给予声音刺激,在眼睑与颈部肌肉记录到的反应,判断前庭神经功能（平衡功能）。④体感诱发电位：在肢体及身体不同部位的皮肤施加小量电刺激，在头皮记录感觉中枢产生的反应，判断感觉神经传导通路的功能。⑤在大脑皮层运动中枢施加电刺激或磁刺激，在身体各个部位肌肉记录到的反应，判断运动神经传导通路的功能。通常用于脑血管病后遗症等的治疗，不用于常规检查。

MRI 凭借其分辨率高可以显示局部病变的图像，取代了诱发电位成为诊断工具。然而中枢神经系统脱髓鞘疾病早期往往不易在 MRI 上发现病灶，即使 MRI 显示出病灶也不能准确反映病情。MRI 反映了解剖形态的改变，成像受到疾病不同时期的限制，而 EP 可以反映出功能变化。

六、光学相干断层扫描

光学相干断层扫描（OCT）是一种相对较新的，非侵入性和无痛的成像工具，用于观察眼后部的视网膜结构。尽管视神经通常是多发性硬化疾病活动的目标，导致视神经炎发作，但不易被发现。在视神经炎发作后，医生可以用 OCT 检查视网膜神经的状况（在视网膜神经离开眼睛之前，视网膜神经携带视觉信息）。由于视网膜神经没有髓鞘覆盖，OCT 图像提供了有关神经自身健康的重要信息。

OCT 研究表明，多发性硬化患者的视网膜神经纤维层与神经脊髓炎谱系疾病（NMOSD）不同，即使没有视神经炎病史，OCT 也是一个有用的工具，它可以帮助我们更多地了解视神经炎和多发性硬化症的病理学，并在怀疑多发性硬化诊断时收集更多的疾病活动证据。

一天，小包医生的朋友多多生病了……

他感觉被整个世界抛弃了 o(╥﹏╥)o！

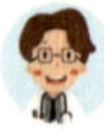

小包问：怎么啦，小美女？

多多很伤心：小包包，我感觉，你要失去我了！我估摸着是生了大病了……

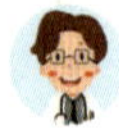

小包：哎哟，你还有我呢！包治百病呀～

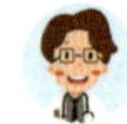

小包：来来来，我们开始吧，嘿嘿～

小包一本正经道：告诉包大夫最近哪里不舒服呀，之前有没有生过啥病呀？有没有去哪里玩耍啊……

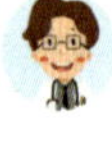

小包：接下来，我们做一些小测试，看一下你的神经系统比如说心理、情感还有语言等的情况，要配合包包医生呦～

稍微放松点的多多问：那我需不需要抽血呀？

……（此处省略检查的500字）

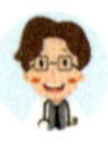

小包：从上面的来看，你估摸是得多发性硬化了。抽血检查可以排除一些其他可能的病，我们还是要验验的～

多多：包包，医院里经常做的那些检查到底都有啥区别啊～

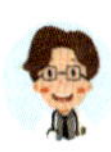

小包：我们先来叨叨 CT 吧！ CT 可以像切萝卜一样，显示组织或器官的各个横断面，这样我们就可以通过密度对比，快速准确的明确到底有没有病变了，必要的时候，我们还要在血管里打药，方便寻找较小的病变哦！ o(*￣▽￣*)o

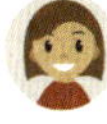

多多：那 CT 不是有很大的辐射么，会不会致癌啊，好害怕~

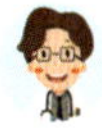

小包：不会的，生活中也有很多东西有辐射呀，只要不要超过剂量就木有事情的啦！当然，如果怀宝宝了，前 12 周最好不要做 CT 哦，小宝宝受不了哦！

多多：那磁共振是不是辐射量非常大，不要轻易尝试呀？

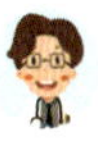

小包：那我要替 MRI 抱不平了，它没有辐射，没有辐射，没有辐射……它其实就是块大磁铁，所以做检查的时候一定要把身上有磁性的东西拿下来放好哦

多多：既然 MRI 没有辐射，我们就不要做 CT 了嘛，我要做 MRI。

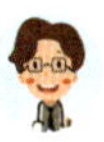

小包：不是的哦，它们是互补的关系哦，对于一些器官或组织的急性出血，CT 会更适合哦！

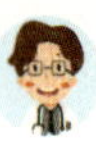

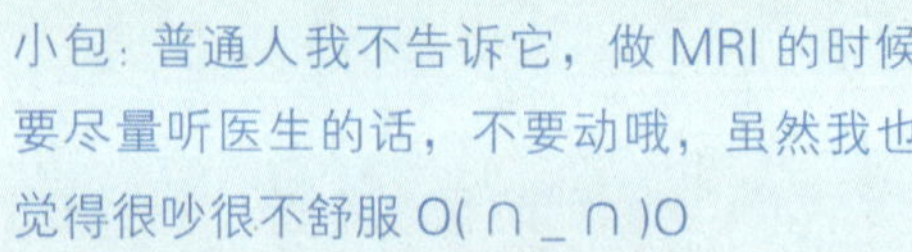

小包：普通人我不告诉它，做 MRI 的时候要尽量听医生的话，不要动哦，虽然我也觉得很吵很不舒服 O(∩ _ ∩)O

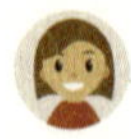

多多：那包包还有哪些检查是我的病要了解的，你能再给我讲讲么?

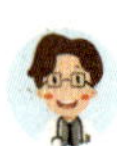

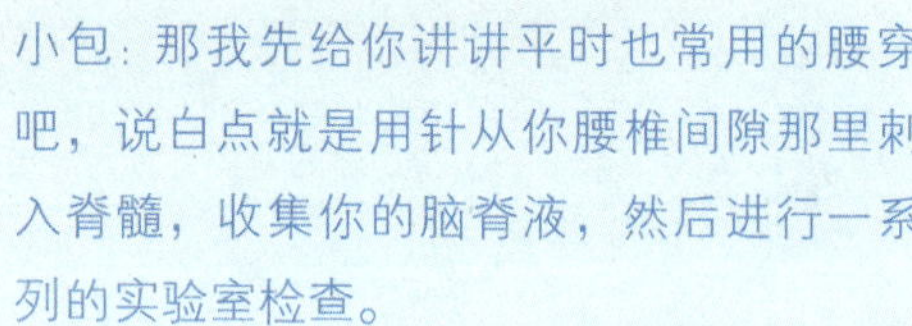

小包：那我先给你讲讲平时也常用的腰穿吧，说白点就是用针从你腰椎间隙那里刺入脊髓，收集你的脑脊液，然后进行一系列的实验室检查。

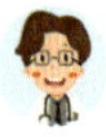

小包：你可别小瞧脑脊液，它可是保护、支持和营养着我们的脑和脊髓。对于一些疾病的诊断，它可是大功臣呢！

多多：包包，你这样说完我有点怕，怕疼～

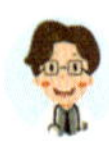

小包：大兄弟，人家小朋友都可以，你一个糙汉子怕个毛，要相信我们医生的技术，OK？

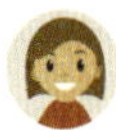

多多：人家虽然糙，但内心也住了个小公主嘛。

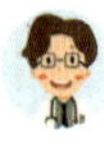

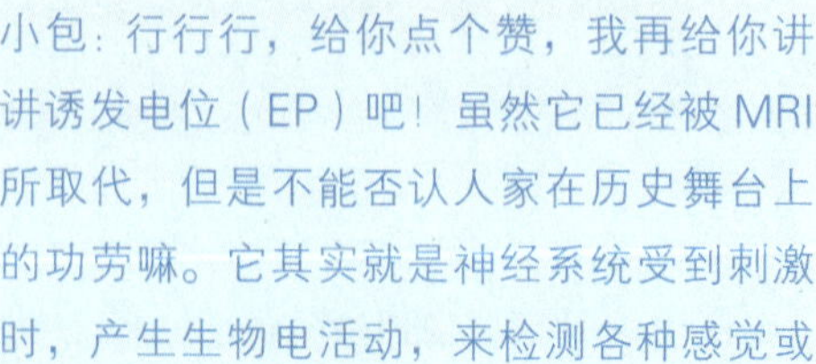

小包：行行行，给你点个赞，我再给你讲讲诱发电位（EP）吧！虽然它已经被 MRI 所取代，但是不能否认人家在历史舞台上的功劳嘛。它其实就是神经系统受到刺激时，产生生物电活动，来检测各种感觉或运动神经与大脑之间传递信息的功能。它包括了好几种类型，感兴趣的话，可以仔细看看左边的文字哟！

多多：好的，那还有其他的检查么，就让我来一次头脑风暴吧！

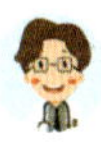

小包：最后讲一个 OCT 吧，主要是用来观察眼后部的视网膜结构。它可以很好的帮助我们诊断多发性硬化呢！

多多：听完之后我觉得我都懂了，小包包，我好像突然觉得自己很厉害，简直可以回去给家里那些亲戚好好叨叨呢！

第 5 章　临床孤立综合征和影像孤立综合征

第 1 节　临床孤立综合征

临床孤立综合征（Clinically isolated syndrome，CIS）是指第一次神经系统症状，持续至少 24 小时，是由中枢神经系统中的炎症或脱髓鞘（包绕神经轴突的髓鞘破坏）所引起。通俗点说，临床孤立综合征患者的轴突髓鞘受损好比是电线的橡胶护套受到了破坏，可发生电线漏电或冒火花，影响照明。病情和病灶的时间和空间上尚不能满足多发性硬化的诊断标准。

一、临床孤立综合征的临床表现

研究表明，临床孤立综合征患病性别存在差异，女性患病比男性多两到三倍。70%的临床孤立综合征患者年龄为 20~40 岁。临床孤立综合征的症状则取决于中枢神经系统中髓鞘损伤的位置：

- 脊髓功能损伤：部分的感觉和运动功能障碍。
- 视神经功能损伤：视力模糊或视力丧失，眼球后方疼痛感。
- 脑干功能损伤：恶心，呕吐，复视，头晕，听力丧失和步态不稳，偏身感觉障碍、轻偏瘫等。

在诊断临床孤立综合征时，最重要的诊断思路是排他诊断（排除其他潜在原因所引起的症状）。目前最前沿检查：腰穿采集脑脊液化验寡克隆带。寡克隆带阳性有助于诊断，并且高度提示可向多发性硬化转化。

二、临床孤立综合征的病因

临床孤立综合征的病因学说至今尚未统一，包含了自身免疫、病毒感染、遗传及环境等因素。研究发现，患者常有一次急性感染病史。实验室检查可发现多种病毒抗体效价增高，鲜为人知是麻疹病毒抗体。病毒可能与中枢神经系统髓鞘蛋白存在共同抗原。病毒感染后，自身免疫生成病毒抗体，可攻击正常髓鞘导致脱髓鞘疾病。如家族中有人患多发性硬化，临床孤立综合征的发病概率较普通人群高。除遗传因素外，地域环境因素不同，患病率也不同。流行病资料表明，接近地球两极地带（包括美国北部、加拿大、冰岛）患病率较高，中国发病率相对较低。而外伤应急反应、情绪激动，不正规激素用药等因素可促发疾病复发或加重。

三、临床孤立综合征的诊断与分型

出现多发性硬化及视神经脊髓炎类似的症状但达不到多发性硬化和视神经脊髓炎诊断标准时，患者多为（77%）单灶性损害，其中 46% 为锥体束症状、21% 为视力问题及 10% 为脑干的症状；少数（23%）为多灶性损害。

一般认为，存在 5 种不同类型的临床孤立综合征表现。包括：类型 1：临床症状的单时相、至少 1 个无症状的 MRI 病灶。类型 2：

临床症状的多时相、至少 1 个无症状的 MRI 病灶。类型 3：临床症状的单时相、MRI 表现正常、没有有症状的 MRI 病灶。类型 4：临床症状的多时相、MRI 表现正常、没有有症状的 MRI 病灶。类型 5：无提示为脱髓鞘病变的临床表现，但存在可提示的 MRI 病灶，此种情况也称影像孤立综合征。

四、临床孤立综合征的治疗与转归

临床孤立综合征患者的症状多半轻微，在没有治疗的情况下就能恢复正常。而对未恢复正常的临床孤立综合征患者，通常会建议使用高剂量口服或静脉注射甲泼尼龙（类固醇）治疗。

另一类被广泛关注的治疗是疾病改善疗法。这类治疗主要是针对被诊断临床孤立综合征且较大可能发展为多发性硬化的患者，疾病改善疗法目的是延迟第二次发作。早期治疗可以最大限度地减少及延迟由于进一步的炎症和神经细胞损伤引起的未来残疾。临床孤立综合征患者除向多发硬化转化外，还可向视神经脊髓炎、横断性脊髓炎、急性播散性脑脊髓炎转化。

20%~50% 的患者会维持在临床孤立综合征状态。MRI 显示颅内有病灶的患者，10~20 年内转变为多发性硬化的风险为 55%~80%，且病灶越多转变可能性越大，而无病灶者风险相对较低，仅约 20%。表现为视神经炎的患者，年轻、女性、单侧受累、疼痛但视盘正常者转化为多发性硬化的可能性大。横断性脊髓炎表现的患者，无水肿的小范围病灶但临床症状不对称者易转化为多发性硬化，春夏发病者也容易向多发性硬化转化。目前，临床上还有一些其他的指标可以预测其是否转化为多发性硬化。

五、临床孤立综合征的日常

临床孤立综合征没有传染性，病理基础是自身免疫的炎性髓鞘损伤。再过于亲密的接触，也不会传染给对方。所以跟家人在一起不用担心。临床孤立综合征也不会影响您的工作，影响您工作的因素可能是对临床孤立综合征误解所引发的不良情绪。

临床研究发现，女性患者在怀孕期间（特别是在孕中晚期），临床孤立综合征第二次发作的风险会降低，或者说妊娠和分娩对临床孤立综合征进展没有长期影响。从遗传学上说，可通过基因遗传给小孩，然而这种概率非常低，目前并没有相关研究数据。临床孤立综合征有一定的不可预测性及向其他疾病转化性，因此尽可能规划怀孕事项及咨询神经科医师，对患者及胎儿都是有益的。

当今未发现特定饮食（或食品）能够加速或缓解疾病的进展。均衡饮食，配合适当有氧运动（快走或慢跑），能提高身体免疫力，对身体机能是由好处的。好的睡眠更能为康复或延缓疾病进展锦上添花。

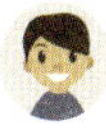

小四来找小包：小包医师，我左眼朦胧了，持续两天后又清晰了。

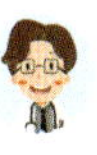

小包医生：先让我看看，……（此处省略检查的 300 字），要排外中枢神经系统疾病！

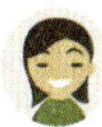

小四的妹妹毛毛：我也有过一次四肢麻麻、乏力的感觉。您也帮我查一查吧

小包医生：小四姐姐脑脊液寡克隆带阳性，其他检查没有异常。毛毛妹妹头颅 MRI 有病灶，其他检查没有异常；目前均考虑临床孤立综合征。

小四姐姐和毛毛妹妹：是恶性肿瘤吗？还能活多久？

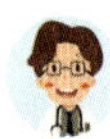

小包医生：非肿瘤，是自身免疫炎性疾病。目前不需要治疗。会有向多发性硬化转化的可能！

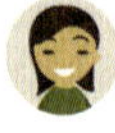

妹妹：我才 25 岁，还能做羞羞的事、生小孩吗？

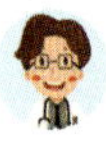

小包医生：亲密接触不传染，遗传下一代概率低。

第 2 节　影像孤立综合征

在日常生活中，我们经常会听到这样的事情。健康体检后，被诊断为一种从未听过的病，而且医师只是建议密切观察，甚至网上也很难查到该病相关资料。影像孤立综合征（Radiologically isolated syndrome，RIS）或称放射学孤立综合征就是这样一个病，它也是脱髓鞘疾病的范畴，与临床孤立综合征有相似之处。下面就来扒一扒鲜为人知的影像孤立综合征。

影像孤立综合征的概念由国外 Okuda 教授等人于 2009 年提出，是指 MRI 检查（或者 CT 检查）高度提示多发性硬化，患者却没有多发性硬化相应的临床表现和神经病学体征，并且不能用其他中枢神经系统脱髓鞘疾病解释。故该病的发现与影像技术的发展密切相关，尤其是磁共振的广泛应用，影像孤立综合征的检出率逐渐提高。但影像孤立综合征的发病率仍较低，有研究报道，仅占中枢神经系统疾病的 0.06%~0.70%。影像孤立综合征的起病年龄和性别比例与多发性硬化相似。发病年龄在 20~40 岁，女性高于男性。

影像孤立综合征与临床孤立综合征最大的区别就是临床症状。影像孤立综合征患者没有任何多发性硬化的常见临床症状(视力受损、肢体无力、感觉异常)。近一半的影像孤立综合征患者是因为头痛而去检查发现，但头痛并不是影像孤立综合征的典型症状或关联症状。影像孤立综合征也是由于中枢神经系统炎性脱髓鞘所致，在发展过程中暂未引发临床症状。

目前认为，判断患者是否为影像孤立综合征，需要考虑一下条件：

（1）MRI 显示符合以下条件的脑白质异常：①卵圆形信号均一病灶，界限清楚，累及或不累及胼胝体。②直径 >3mm 的 T2 高信号病灶，符合 Barkhof - Tintore 标准（至少 4 项中的 3 项）。③脑白质异常不能用血管事件解释。

（2）既往无相关疾病来解释这种无临床症状的神经病灶。

（3）脑白质病灶与病理因素（滥用药物，接触有毒物质）无关，无法用社会因素，职业因素等解释。

（4）排除脑白质疏松症或未累及胼胝体的广泛白质损害性疾病。

（5）不能用其他疾病来更好地解释。

附：Barkhof–Tintore 诊断标准：①存在 1 个钆增强病变或存在 9 个或更多的 T2 高信号病变。②一个幕下病变。③一个皮质附近病变。④三脑室周围白质病变。

早期治疗临床孤立综合征可延缓其进展为临床定义的多发性硬化。但对于影像孤立综合征该如何管理？目前有两个策略，其中一个是“等待”策略，在出现可表明为时间多发性的临床症状之前不做任何处理和干预，出现症状后如存在脑脊液检查异常或认知功能障碍才进行抗免疫治疗；另一策略是“随访”，6 个月后行第一次 MRI 随访，如出现时间多发证据，如脑脊液检查异常或认知功能障碍才进行抗免疫治疗，如无异常通常到第 24 个月再行 MRI 随访。

总的来讲，贸然对影像孤立综合征进行治疗是欠考虑的，且存在过度治疗的风险。具体的管理方案，还有探讨的空间。

附：影像（放射学）孤立综合征随访策略

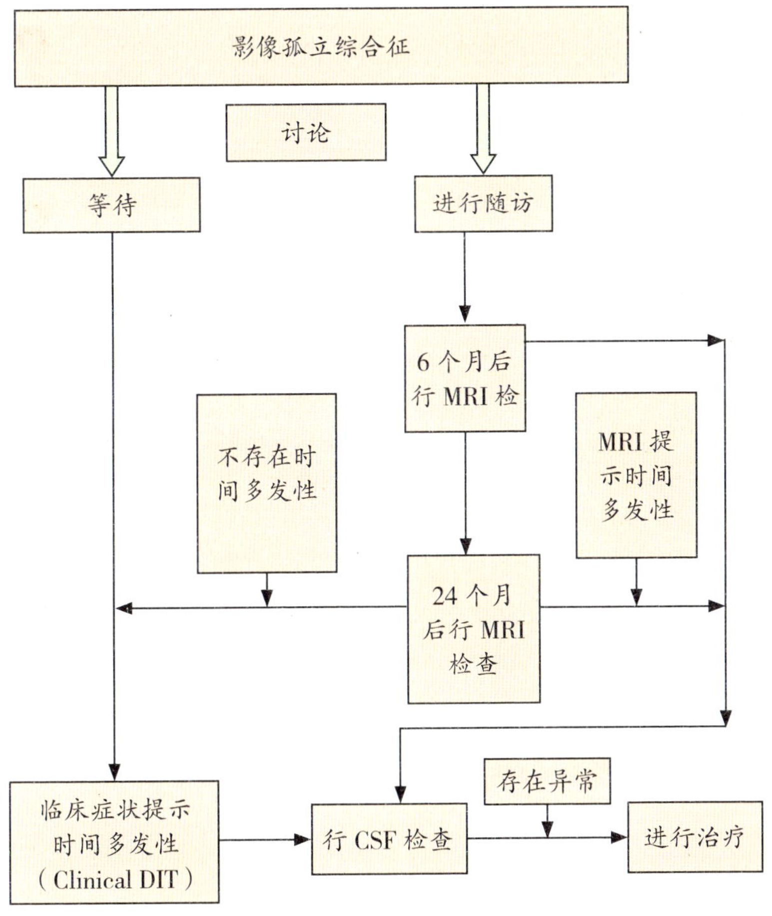

多多：小包，我体检头颅 MRI 发现疑似多发性硬化病灶，我该怎么办？

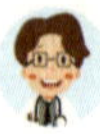

小包医生：等6个月复查或不舒服来就诊！

多多：我现在就不舒服，可以给我开点药吗？

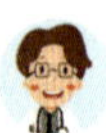

小包医生：你这是心理作用，不需吃药！

多多：那我该怎么办？

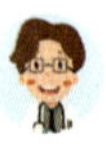

小包医生：少打游戏早睡觉！保持良好生活作息习惯！

多多问：什么是临床孤立综合征？

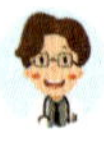

小包答：主要是指患者出现一次临床症状或只有一个病灶，不同时具备时间上和空间上多发的特点，也就是说，如果病灶多个（具备多发特点），那么在患者只出现一次症状的这种情况下是不能诊断为多发性硬化的这类患者；或者只有一个病灶一次或多次发作，达不到多发性硬化的诊断标准。

多多问：什么是影像孤立综合征（RIS）？

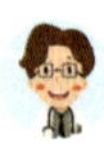

小包答：MRI 发现的中枢系统“无症状”但类似多发性硬化病灶的一组征象。

多多问：影像孤立综合征是多发性硬化的早期表现吗？

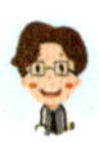

小包答：首先，影像孤立综合征的病程演变及转归都不太清楚。但有研究表明，不到 1/3 的影像孤立综合征 5 年后随访可发展为临床孤立综合征或多发性硬化。至于影像孤立综合征是否属于多发性硬化的某一时期，目前还不清楚。影像孤立综合征是否进展为临床孤立综合征或多发性硬化还需要进一步的研究。

多多问：影像孤立综合征为何没有症状？

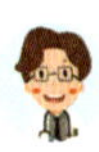

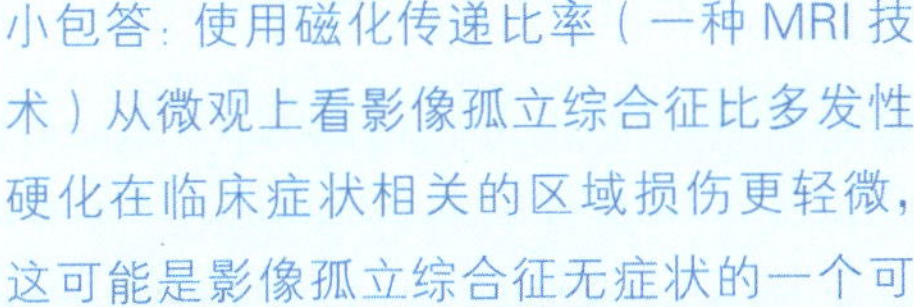

小包答：使用磁化传递比率（一种 MRI 技术）从微观上看影像孤立综合征比多发性硬化在临床症状相关的区域损伤更轻微，这可能是影像孤立综合征无症状的一个可能原因。

第 6 章　多发性硬化

第 1 节　什么是多发性硬化

多发性硬化（multiple sclerosis，MS）是一种以中枢神经系统（CNS 脑和脊髓）的炎性脱髓鞘病变为主要特点的自身免疫性疾病，由于免疫紊乱，免疫系统错误地攻击中枢神经系统的健康组织造成发病，病变主要累及白质、灰质、视神经、视网膜等。其确切病因及发病机制目前仍不明了，尽管多种因素影响多发性硬化的临床发病和预后，研究提示多发性硬化的发病过程中基因、环境及二者相互作用起重要的作用，环境包括地理位置、病毒感染等多种因素。多发性硬化病理上表现为中枢神经系统白质脱髓鞘改变，可伴有神经细胞及其轴索损伤，MRI 上病灶分布、形态及信号表现具有一定特征性。多发性硬化病变具有时间多发（DIT）和空间多发（DIS）的特点。多发性硬化会导致许多症状，包括视力下降、讲话口齿不清、记忆力下降、头晕、步态不稳、肢体麻木无力、肢体抖动、易疲劳、大小便控制不灵等等。这些问题可能会反反复复或持续存在，并随着时间的推移而恶化。

第 2 节　什么人会得多发性硬化

多发性硬化好发于青壮年，20~40 岁发病率最高（平均 30 岁），女性患病率高于男性，男女患病比例为 1∶1.5~1∶2。

多发性硬化症在世界范围内广泛分布，患病率分布不均，呈纬度梯度，热带地区和亚洲低于 5/10 万人，在温带北欧血统人群集居的地区超过 100~200/10 万人，包括北美、新西兰和澳大利亚部分地区，尤其是欧洲北部和中部、高加索的白种人发病率最高，据估计全球 200 万~ 250 万人患多发性硬化。

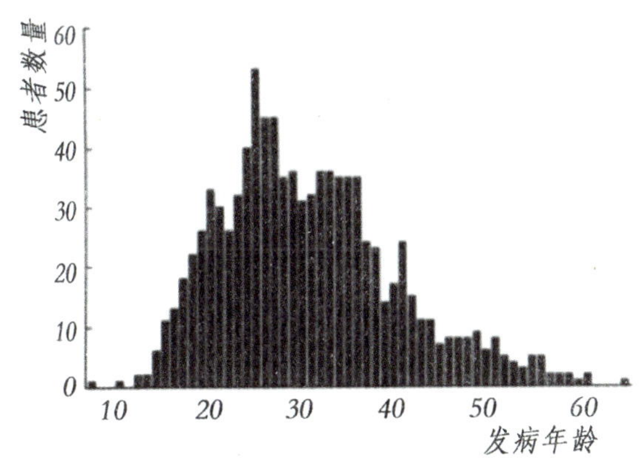

图 6.1　多发性硬化患者发病年龄分布图

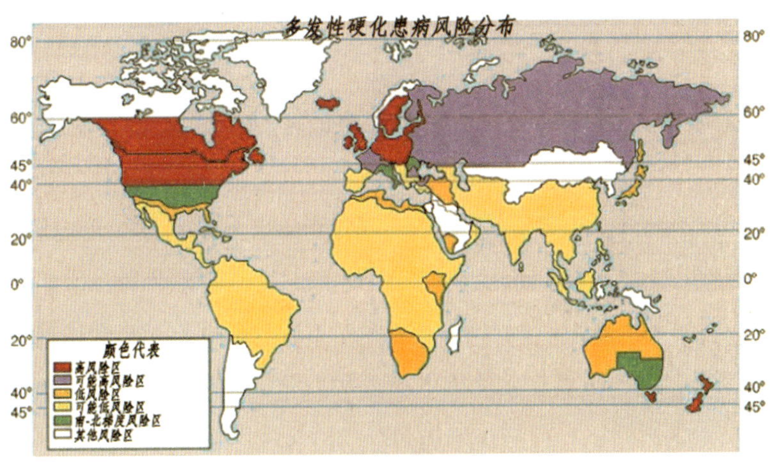

图 6.2　多发性硬化患病风险全球的地域分布图（源于多发性硬化协会，有修订）

研究发现，多发性硬化发病率和纬度与光照相关，其风险与阳光暴露和维生素 D 呈负相关。移民研究显示青春期前移民的人会获得新居住地的患病风险，而青春期后移民的人似乎保持原住地的患病风险。虽然多发性硬化并不是一种遗传性疾病，遗传因素似乎也参与其中，总体家族复发率为 20%。同卵双生双胞胎研究显示一致率为 24%~30%，异卵双生双胞胎则只有 3%~5%。其他危险因素包括吸烟、儿童早期的 EB 病毒暴露和青春期后单核细胞增多症。

在亚洲人群中,多发性硬化已日益受到关注 。对东亚各国(不包括印度次大陆)，普遍存在的多发性硬化的发病率约 0.8~2/10 万，远低于欧洲族裔人口的患病率，其往往超过 30/10 万。

第 3 节　多发性硬化简史

人类对多发性硬化的认识已走过近两个世纪的历程。最早记载的可能多发性硬化病例可追溯到 1421 年，一个名为 Saint Lidwina Van Schiedam 的 15 岁女孩，最详细全面的记载应该是 Augustus D’Este 公爵（1794—1848）的日记。1824 年，医学文献上首次报道多发性硬化病例，Charles Ollivied' Angers 发表了关于脊髓疾病的专著《Maladies de lamoelleepinere》。法国病理解剖学教授 Jean Cruveilhier（1791—1874）被认为是首次提出多发性硬化解剖学报告的人。1856 年，德国报道了若干多发性硬化病例的临床及病理解剖资料，首次指出病情自然缓解是多发性硬化的重要临床特点，把眼球震颤列为多发性硬化的重要体征。

早期最清晰地对临床与病理学改变进行综合报道的是来自德国病理学家 Friedrich von Frerichs，1894 年，他报道了名为“脑硬化”的疾病，对表现出的运动和视力改变进行了详尽的描述，并认为这些症状归因于神经系统内的特征性的硬化病变。来自德国的医生 Ernst Led 报道了 34 例患者并总结出目前学者认同的多发性硬化性别与年龄的分布特点，提出该病可能与遗传因素有关，随着脑切片染色技术的发展，德国学者相继发现了其重要的显微病理改变，包括脂肪小体（现在，称为髓鞘碎片）和多在小静脉周围形成的硬化斑块。Karl Froman 首次报道了病变内脱髓鞘病理改变。

法国著名的神经病学家 Jean Martin Charcot（1825—1893）是促进对疾病本质的认识发展到一个新阶段的重要人物。他对家中一位年轻女佣人的全部病程进行了详细观察并很快抓住了此病的关键特点，提出了 Charcot 三主征：间断性的眼震、意向性震颤和吟诗样语言等。但事实上，Charcot 三主征仅见于部分的晚期多发性硬化患者。Charcot 一生收集了 34 例多发性硬化病例，提出了多发性硬化临床诊断标准，首次清晰地描述了多发性硬化病理组织学特点（如髓鞘脱失、轴突保仔完整、神经胶质纤维增生，脂肪吞噬细胞聚集和小血管壁增厚等），提出发病之前的急性疾病如伤寒、霍乱、天花及精神紧张等与发病有关，其发表的多发性硬化病理

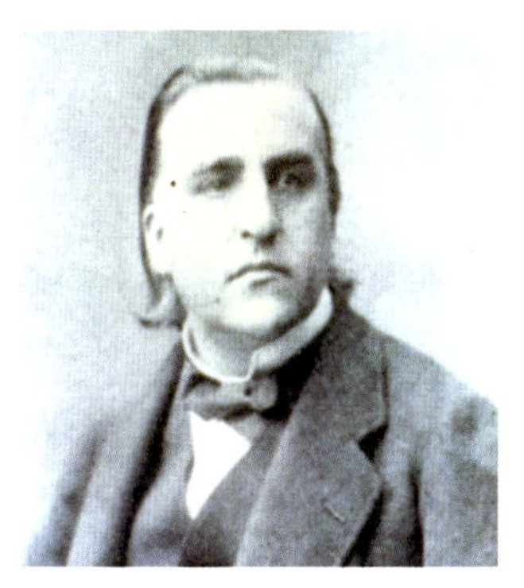

图 6.3　Jean Martin Charcot（1825-1893），法国著名神经病学家

组织资料为多发性硬化研究做出了卓越贡献。

自身免疫性脑脊髓炎（EAE）模型被认为是多发性硬化机制和防治进程中的重大发现，这和纽约的 Thomas Rivers（1935）的贡献分不开的。研究者发现，使用无毒的脊髓提取物注射到动物（如大鼠）体内，经过一段时间的潜伏期，诱导出和多发性硬化类似的临床表现和病理特点。该方法确认了针对中枢神经系统髓鞘碱性磷酸蛋白的自身免疫攻击是多发性硬化的发病机制。

尽管如此，上述观察到的多发性硬化症状和临床实践相距甚远。有记录的最早诊断标准是 Charcot（1868）和 Marburg（1936）标准，而得到较大范围神经内科医生公认的标准是 Allison 和 Millar 在 1954 年提出的诊断标准。在 Allison- Millar 标准中对患者分为早期、很可能和可能的这么几类。随着临床经验的累积，Broman（1965）强调患者的发病年龄、发病次数、症状的多样性等因素在临床实践中的重要性，并且首次明确多发性硬化“播散性”的双重原则，即时间上和空间上的播散性，这一原则一直沿用至今。在同一历史时期，美国的 Schumacher 教授领导的专家小组发表了新的诊断标准（1965），精确地描述了临床确定多发性硬化标准，提出即使临床确定也只能为高度可能，没有任何的客观标准能够替代临床医生对该病的感觉。Schumacher 标准经提出后迅速成为多发性硬化诊断的金标准，其在 1980 年的改版中首次采纳了脑脊液寡克隆带检查作为诊断标准的一部分。

在 Schumacher 标准（1965）之前，多发性硬化的诊断标准都是凭主观判断的，导致不同医生之间的诊断存在很大的差异性。随着检测技术的不断进步，在 20 世纪 70 年代修订的两个诊断标准：McAlpine & Acheson（1972）和 Rose（1976）标准陆续将诱发电位和神经影像检查列入疾病的诊断标准进程，这均为多发性硬化是临床诊断提供了客观依据。

Poser 标准（1983）第一次提出了一些临床常用术语的定义，如临床发作必须要持续 24 小时，亚临床证据包括诱发电位和神经影像等，两次发作间隙必须要超过一个月，实验室支持的指标仅包括脑脊液的寡克隆带和 IgG 生成增加 。强调多发性硬化诊断应该由一个资深的神经内科医生完成。

McDonald 标准（2001）是由国际神经病学委员会出版的诊断标准，较先前的所有诊断标准最大的变化是加入了 MRI 标准，较前一个标准（Poser）不足之处是去除了实验室支持和可能多发性硬化条目，未考虑典型和常见症状，也没有定义脑脊液改变阳性的意义。此标准后来经过 3 次重要修订，总体而言是突出了 MRI 提供的客观证据在诊断中的价值。其中 2005 年的修订标准中，除延续原有的核心观点外，强调 MRI 在确定时间多发性上的价值、脊髓病变的确定及其诊断价值，并将 MRI、视觉诱发电位、脑脊液寡克隆带和 IgG 指数作为诊断证据。2005 年的修订版本除了保持诊断的高敏感性和特异性外，简化并加快了多发性硬化的诊断过程。这对患者来讲，无疑是一件好事。而 2017 年修订的 McDonald 标准对疾病复发的敏感性有显著提高，但特异性有所下降；而对多发性硬化诊断准确性并无明显差异。也就是说，对于诊断为临床孤立综合征的患者而言，最新修订的标准可以避免错误的诊断和不必要的治疗。

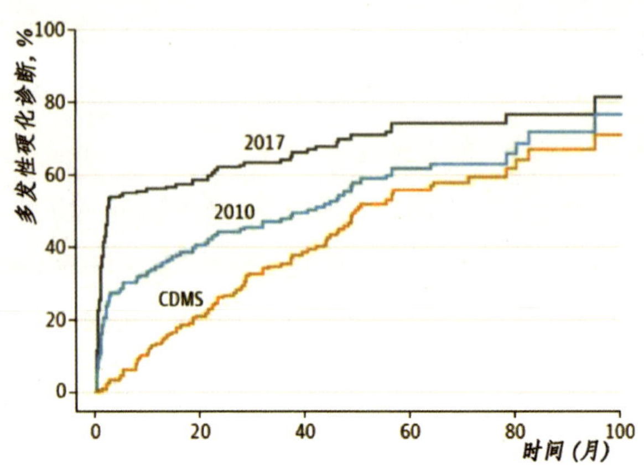

图 6.4　使用 2010 和 2017 诊断标准确定 CIS 发展为 MS 的时间。

尽管在国内多发性硬化被列为罕（少）见病，但仍受到众多神经内科医生的重视。作为行业内的指南，《多发性硬化诊断和治疗中国专家共识》也经过数次修订。2018 年 2 月 28 日国际罕见病日到来之际，中华医学会神经病学分会协同中国医疗保健国际交流促进会更是发布了国内首部《多发性硬化患者生存报告（2018）》，从患者的视角出发，对国内患者基本特征、疾病特征、诊疗情况、心理负担及经济负担五个方面进行了较为全面的调研。

第 4 节　多发性硬化怎么诊断

首先，应以客观病史和临床体征为基本依据；其次，应充分结合相关辅助检查特别是 MRI 与脑脊液（CSF）检查，寻找病变的空间多发与时间多发证据；最后，因多发性硬化是个排他性诊断，还需排除其他可能疾病。此外，除满足以上三项条件外，应尽可能寻找电生理、免疫学等辅助证据。

在考虑多发性硬化诊断时，所有患者均应行头部和脊髓的MRI检查。目前推荐应用1.5T及以上场强MRI扫描仪；头部基本序列应该包括平扫（2维矢状面FLAIR序列，2维横断面T1、T2、DWI）及增强（横断面T1）；扫描层数为全脑覆盖（30~32层）。脊髓MRI检查对于所有患者并非必要，但在脊髓受累为首发症状、原发性进展性病程以及在多发性硬化少见的人群（老年人或亚种人群）中考虑多发性硬化，或者需要进一步资料增加诊断的可靠性时，应行脊髓MRI检查。推荐序列包括矢状面T1、T2，连续横断面T1、T2，以及增强后矢状面、横断面T1。

推荐使用2017年McDonald多发性硬化诊断标准，其适合于典型发作多发性硬化的诊断，以往2001年、2005年及2010年McDonald多发性硬化诊断标准同样适用。

第5节　多发性硬化的类型

多发性硬化的临床分型如下：

（1）复发缓解型多发性硬化（relapsing remitting multiple sclerosis，RRMS）：此型疾病表现为明显的复发和缓解过程，每次发作后均基本恢复，不留或仅留下轻微后遗症。多发性硬化患者80%~85%最初病程表现为本类型。

（2）继发进展型多发性硬化（secondary progressive multiple sclerosis，SPMS）：约50%的RRMS患者在患病10~15年后疾病不再有复发缓解，

呈缓慢进行性加重过程。

（3）原发进展型多发性硬化（primary progressive multiple sclerosis，PPMS）：此型病程大于 1 年，疾病呈缓慢进行性加重，无缓解复发过程。约 10%的多发性硬化患者表现为本类型。

（4）其他类型：根据多发性硬化的发病及预后情况，有以下 2 种少见临床类型作为补充，其与前面国际通用临床病程分型存在一定交叉。

良性型多发性硬化（benign MS）：少部分多发性硬化患者在发病 15 年内几乎不留任何神经系统残留症状及体征，日常生活和工作无明显影响。目前对良性型多发性硬化无法做出早期预测。

恶性型多发性硬化（malignant MS）：又名爆发型多发性硬化（fulminant MS）或 Marburg 变异型多发性硬化（Marburg variant MS），疾病呈爆发起病，短时间内迅速达到高峰，神经功能严重受损甚至死亡。

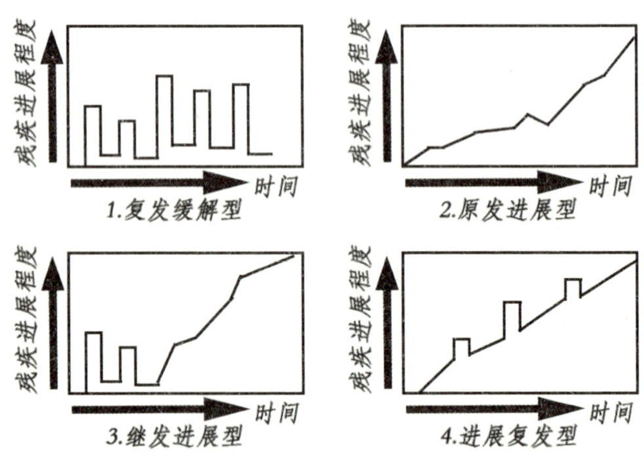

图 6.5　不同类型多发性硬化患者残疾程度随时间进展示意图

第 6 节　多发性硬化的康复

多发性硬化患者的康复主要在于疾病本身的控制和恢复，所以急性期的治疗非常关键，疾病急性期（复发期）治疗，即通过大剂量激素冲击治疗尽快控制病情，缓解症状，减轻破坏，缓解期的治疗也是非常关键的，通过 DMT（疾病修正治疗）的治疗进行免疫调节，减少复发、延缓进程、提高治疗有效性。除了疾病本身的治疗外，对症治疗和康复锻炼也是有益的补充。

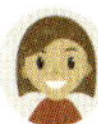

多多问：多发性硬化和基因有关吗？

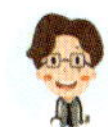

小包答：多发性硬化的发病过程中基因和环境共同起作用，基因是遗传背景，国外有大的家系，国内目前还没有明确的报道，环境包括地理位置、病毒感染等多种因素。

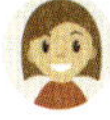

多多问：多发性硬化病灶常见部位在什么地方？长什么样子？

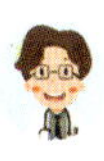

小包答：多发性硬化可以累及脑、脊髓（和）或视神经等多部位，反复发作。

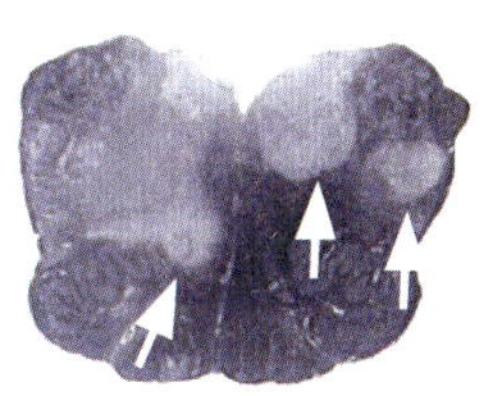

图 6.6　脊髓病灶，其中白色区为病灶

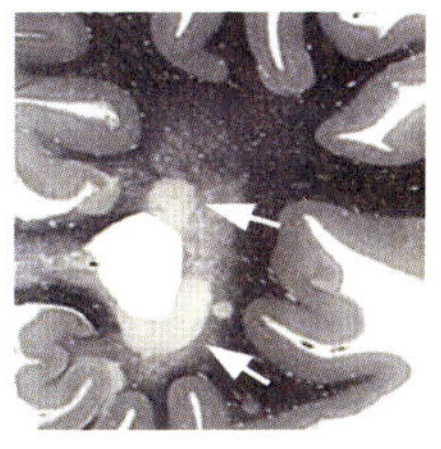

图 6.7　大脑病灶，其中白色斑块区为病灶

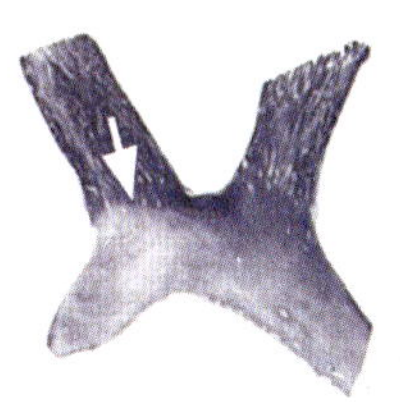

图 6.8　视神经病灶，其中白色斑块区为病灶

多多问：有人说，多发性硬化和免疫系统有关，对吗？

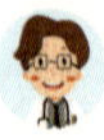

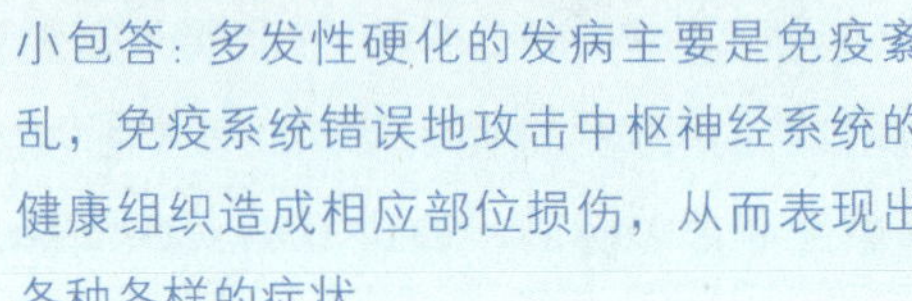

小包答：多发性硬化的发病主要是免疫紊乱，免疫系统错误地攻击中枢神经系统的健康组织造成相应部位损伤，从而表现出各种各样的症状。

多多问：多发性硬化患者常见有哪些症状？

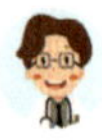

小包答：多发性硬化会导致许多症状，包括视力下降、讲话口齿不清、记忆力下降、头晕、步态不稳、肢体麻木无力、肢体抖动、易疲劳、大小便控制不灵等等。这些问题可能会反反复复或持续存在，并随着时间的推移而恶化。

多多问：得了多发性硬化，应该怎么治疗？

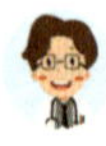

小包答：早期正确诊断疾病，及时、规范地诊治疾病是非常重要的，患者本人及家庭成员也要对疾病有正确认识，目的是减少疾病复发，延缓疾病进展，控制良好的可以少发作或不发作。

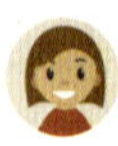

多多问：多发性硬化患者在发病的年龄和性别上有什么偏好？

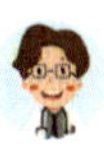

小包答：多发性硬化好发于青壮年，20~40岁发病率最高，女性患病高于男性。

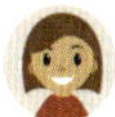

多多问：听说多发性硬化患者在美国的发病率比较高？

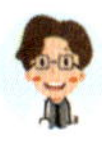

小包答：多发性硬化症患病率全球不均等，在欧洲北部和中部、高加索的白种人发病率最高。

多多问：多发性硬化发病常见的原因有哪些？

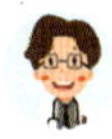

小包答：多发性硬化发病率和纬度与光照相关，其风险与阳光暴露和维生素D呈负相关。吸烟、儿童早期的EB病毒感染等均可能与本病相关。

青春期前移民的人多发性硬化发病率与新居住地的患病风险相同，而青春期后移民的人发病率与原住地的患病风险相同。

多多问：多发性硬化患者会出现眼球震颤吗？

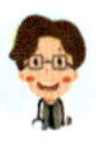

小包答：1856年，德国医生首次指出病情自然缓解是多发性硬化的重要临床特点，把“眼球震颤”列为多发性硬化的重要体征。

多多问：曾经听说过多发性硬化三联征，但记不清了？

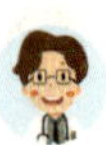

小包答：你有可能是记错了。你也许说的是“夏柯氏三主征”。他是法国著名的神经病学家 Jean Martin Charcot（1825–1893），提出来的，Charcot 三主征主要包括：间断性眼震、意向性震颤和吟诗样语言等。

多多问：多发性硬化的诊断标准是一成不变的吗？

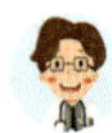

小包答：多发性硬化最早诊断标准是 Charcot（1868）和 Marburg（1936）标准，而得到较大范围神经内科医生公认的标准是 Allison 和 Millar 在 1954 年提出的诊断标准。1965 年美国的 Schumacher 标准经提出后迅速成为多发性硬化诊断的金标准。20 世纪 70 年代有两个修订标准：McAlpine & Acheson（1972）和 Rose（1976）标准。1983 年 Poser 标准强调多发性硬化诊断应该由一个资深的神经内科医生完成。2001 年国际神经病学委员会提出 McDonald 标准，2005 年提出修订标准。

多多问：多发性硬化患者需要做脑脊液检查吗？

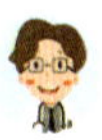

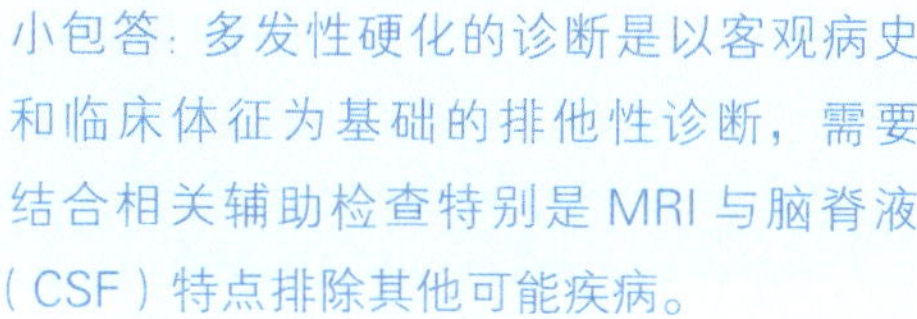

小包答：多发性硬化的诊断是以客观病史和临床体征为基础的排他性诊断，需要结合相关辅助检查特别是 MRI 与脑脊液（CSF）特点排除其他可能疾病。

多多问：多发性硬化需要做磁共振检查吗？

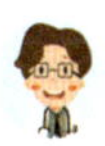

小包答：答案是需要的。磁共振检查可以帮助确定疾病空间多发性，增强磁共振也可以帮助确定时间多发性。

多多问：还有什么检查可以帮助诊断多发性硬化呢？

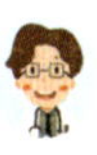

小包答：视觉诱发电位、脑脊液寡克隆带和 IgG 指数均可以作为诊断依据。

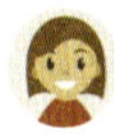

多多问：多发性硬化有哪些类型？

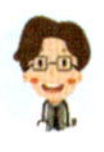

小包答：80%~85%的多发性硬化最初病程中表现为复发缓解型，其中约 50%的患者在患病 10~15 年后疾病不再有复发缓解，呈缓慢进行性加重过程。

多多问：如果只有一次症状，会是多发性硬化吗？

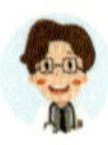

小包答：首次发作诊断临床孤立综合征的患者中，10%~30% 可以仅有 1 次发作。

多多问：多发性硬化的治疗原则是什么？

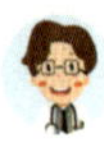

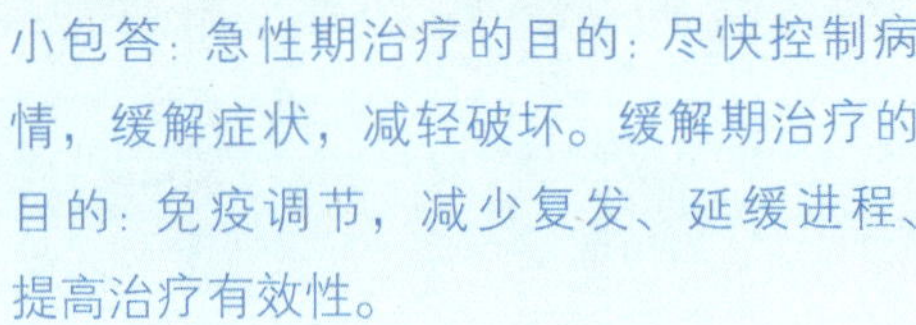

小包答：急性期治疗的目的：尽快控制病情，缓解症状，减轻破坏。缓解期治疗的目的：免疫调节，减少复发、延缓进程、提高治疗有效性。

第 7 章　视神经脊髓炎谱系疾病

第 1 节　什么是视神经炎

视神经炎（ON）是视神经任何部位发炎的总称，是一种致盲性视神经疾病，中青年人群容易罹患。泛指视神经的炎性脱髓鞘、感染、非特异性炎症等疾病，与中枢神经系统脱髓鞘疾病关系密切。临床上根据病变损害发病的部位不同，将视神经炎分为（眼）球内和（眼）球后两种，前者指视盘炎（也称视神经乳头炎），后者系球后视神经炎。视神经炎大多为单侧性，视盘炎多见于儿童，球后视神经炎多见于青壮年。临床以急性视力下降、视野缺损伴轻度眼球转动痛为主要表现。鉴别诊断需要排除其他病因导致的视力下降。视神经炎为神经眼科急症，治疗需要个体化，病因筛查对疾病后续的防治意义重大。欧美国家特发性视神经炎（ION）主要以多发性硬化相关视神经炎（MS-ON）为主，90% 的患者恢复良好（视力 20/40 或更好）。视神经脊髓炎（NMO）在亚洲人种高发，而且视神经脊髓炎相关视神经炎（NMO-ON）的视力损害严重，视功能恢复差，容易遗留视力损害，且容易复发。两种疾病的后期预防治疗方法也不一样，因此对于中国 ION 患者进行病因学分类至关重要。

一、流行病学

视神经炎发病率为 0.94/10 万 ~2.18/10 万，多发生于中青年女性。临床上 <50 岁的患者的视神经损害性疾病中，视神经炎居第二位，仅次于青光眼，迄今我国暂无全国性多中心的大样本、大范围的视神经炎流行病学调查资料。

二、视神经炎分类

1. 传统分类

按受累部位分为球后视神经炎、视盘炎、视神经周围炎、视神经网膜炎。

2. 病因分类

按病因分为 ION、感染性和感染相关性 ON、自身免疫性视神经病、其他无法归类的 ON。

ION 可以独立发生，也可以转化为多发性硬化或 NMO，是中枢神经系统（CNS）脱髓鞘疾病的一部分。ION 视力损害严重影响患者的生活质量，是中枢神经系统脱髓鞘疾病研究的重要部分。

2008 年将免疫介导的 ON 患者结合临床特征、预后及血液水通道蛋白 4 抗体（aquaporin 4-immunoglobulin G，AQP4-IgG）做了病因分类：

（1）多发性硬化相关 ON（MS-ON）：ON 是多发性硬化病程中的首次中枢神经系统脱髓鞘事件和（或）复发。如首次罹患 ON 可称为临床孤立综合征（clinically isolatedsyndrome，CIS）。25% 的多发性硬化患者首发症状为 ON，且确诊的多发性硬化患者中 75% 伴有视神经受累。

（2）视神经脊髓炎（neuromyelitis optica，NMO）相关 ON（NMO-ON）：自 2004 年 Lennon 等发现 NMO 患者血清中存在特异性 AQP4-IgG 后，NMO 已经从多发性硬化的疾病谱中独立出来，成为单独一类疾病。NMO 病程中视神经受累可以是首发症状，也可以是病程的一部分。NMO-ON 临床转归与 MS-ON 不同，多为双眼急剧视力下降或短期内双眼先后受累，对糖皮质激素冲击治疗反应差，有发展为长节段横贯性脊髓炎的风险。

（3）慢性复发性炎性视神经病变（chronic relapsinginflammatory optic neuropathy，CRION）：患者对激素治疗敏感，撤激素易复发，磁共振成像（magneticresonance imaging，MRI）中常伴有视神经鞘膜的强化，通常需要免疫抑制剂维持治疗。

（4）孤立性 ON（solitary isolated ON，SION）：病变经过长期随访仅局限在视神经，脑 MRI 正常，无多发性硬化证据。

（5）复发性孤立性 ON（recurrent isolated ON，RION）：患者 ON 反复发作，但无中枢系统多发性硬化样损害。

2014 年 Toosy 等的综述中提出了典型 ON 与非典型 ON 的概念：

（1）典型 ON：特指与多发性硬化或中枢神经系统脱髓鞘疾病相关的 ON，白种人多见，青年多见，急性单眼视力下降、视野缺损伴轻度转眼痛，视盘正常或轻度水肿，激素冲击治疗后视功能显著改善，可发展为中枢神经系统脱髓鞘疾病。

（2）非典型 ON：多见于亚洲及波利尼西亚人群，发病年龄 > 50 岁或 < 12 岁，双眼同时或相继受累，严重眶周疼痛或无痛，严重视力丧失，在发病 3 周后仍无恢复或视力仍进行性下降，高度视盘水肿、出血，黄斑星芒样渗出，视网膜水肿，前节炎症反应。

三、临床表现

大多视力突然下降，甚至发病数日即可降至光感或无光感。

（1）眼球疼痛：眼球转动时眼球后部牵引样疼痛，眶深部压痛。

（2）对光反射变化：瞳孔对光反射迟钝或消失，或对光反应不持久。

（3）眼底改变：视盘炎时视盘充血、轻度隆起、边缘不清、生理凹陷消失，视网膜静脉充盈迂曲，视盘周围视网膜水肿混浊、火焰状出血及黄白色渗出，有时可波及黄斑部导致黄斑部出现放射状水肿皱褶。球后视神经炎时，早期眼底基本正常，晚期视盘颜色变淡，视神经萎缩。

四、诊断标准

（1）急性视力下降，伴或者不伴眼痛及视盘水肿。

（2）视神经损害相关性视野异常。

（3）存在相对性传入性瞳孔功能障碍。

（4）除外其他视神经疾病：如缺血性、压迫性及浸润性、外伤性、中毒性及营养代谢性、遗传性视神经病等。

（5）除外视交叉后的视路和视中枢病变。

（6）除外其他眼科疾病：如眼节前病变、视网膜病变、黄斑病变、屈光不正、青光眼等。

（7）除外非器质性视力下降。

五、治疗

（1）病因治疗。

（2）皮质激素治疗：患者为首次发病，以前并无多发性硬化或 ON 病史，若 MRI 发现至少一处有脱髓鞘，可使用糖皮质激素冲击疗法，加速视力恢复、降低复发概率；MRI 正常者，发生多发性硬化的可能很低，但仍可用静脉给糖皮质激素冲击治疗，加速视力的恢复。对既往已诊断多发性硬化或 ON 的患者，复发期可应用糖皮质激素冲击疗法，或酌情选择免疫抑制剂、丙种球蛋白等，恢复期可使用维生素 B 族药及血管扩张剂。对感染性 ON，应与相关科室合作针对病因给予治疗，同时保护视神经；自身免疫性视神经病也应针对全身性自身免疫性疾病进行正规、全程的糖皮质激素治疗。

（3）免疫抑制剂：适用于视神经脊髓炎相关视神经炎（NMO-ON）以及自身免疫性视神经病患者的恢复期及慢性治疗期，常用硫唑嘌呤、环孢素 A、环磷酰胺、甲氨蝶呤等。

（4）血浆置换。

（5）血管扩张剂：球后注射妥拉唑啉或口服妥拉唑啉、烟酸等。

（6）支持疗法：维生素 B_1 和维生素 B_{12} 或三磷酸腺苷肌内注射。

（7）抗感染治疗：如有感染可使用抗生素（青霉素，先锋霉素）。

六、其他类型视神经炎

1. 视神经脊髓炎相关的视神经炎（NMO-ON）

主要选择性累及视神经和脊髓的中枢神经系统炎性脱髓鞘疾病。经典 NMO-ON 主要表现为双眼同时或相继（双眼相隔数小时、数天甚至数周发病）出现迅速而严重的视力下降，眼痛相对少见；部分患者出现视盘水肿、视网膜静脉迂曲、扩张及视盘周围渗出；

视功能恢复较差，多数患者会遗留双眼或至少一眼的严重视力障碍（最终视力低于 0.1）。复发性 NMO 相关的视神经炎（R-NMO-ON）多为单眼发病，易复发，视功能损害重且恢复差。

2. 与多发性硬化相关的视神经炎（MS-ON）

视神经炎患者要注意发生多发性硬化的危险。视神经炎发生多发性硬化的危险因素：①脑 MRI 单或多个白质病变。②有过非典型的神经系统体征。③反复发作或有多发性硬化家族史。MS-ON 临床表现较典型：单侧 ON、激素治疗后患眼视力迅速提高。如果头颅 MRI 发现脑内存在斑片状脱髓鞘病灶，则发展为多发性硬化的风险很大，需要联合神经科专家进一步做脑脊液细胞学、生物化学、寡克隆带的检测。激素快速减停后需要 β 干扰素预防再次发作。

3. 髓鞘少突胶质细胞糖蛋白抗体相关视神经炎（MOG-ON）

双侧同时受累较多见。儿童单侧或双侧视神经炎合并颅内病灶者多见。MOG-ON 常表现为中心视力下降，伴球后疼痛或眼球运动时疼痛。MOG-ON 是 ON 中重要的一类，大部分患者急性期治疗后预后较好。MOG-ON 有复发倾向，临床需注意与 AQP4-ON 及典型 ON 进行鉴别。

小四：什么是 ON？

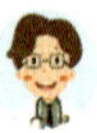

小包答：ON 是视神经炎英文首字母的缩写，连接大脑和眼球的神经称为视神经，视神经任何部位发炎笼统的称为视神经炎。

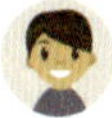

小四：什么是 NMO？

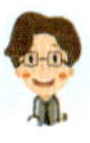

小包答：NMO 是视神经脊髓炎疾病首字母的缩写，是指可以表现为视神经炎症和脊髓炎症的一类疾病，是之前的一种称呼。

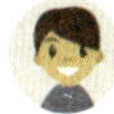

小四：什么是视神经脊髓炎谱系疾病？

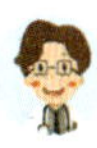

小包答：按照最新的诊断标准，NMO 以及类似的疾病被称为 NMO 谱系疾病（NMOSD）。

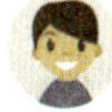

小四：视神经炎和多发性硬化是什么关系？

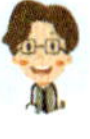

小包答：目前视神经炎作为一种以炎症为病理特征的一类疾病。多发性硬化可以有视神经炎表现。NMOSD 也可以表现为视神经炎。

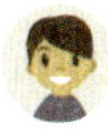

小四：怎样判断自己是视神经脊髓炎还是视神经炎？

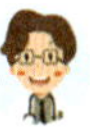

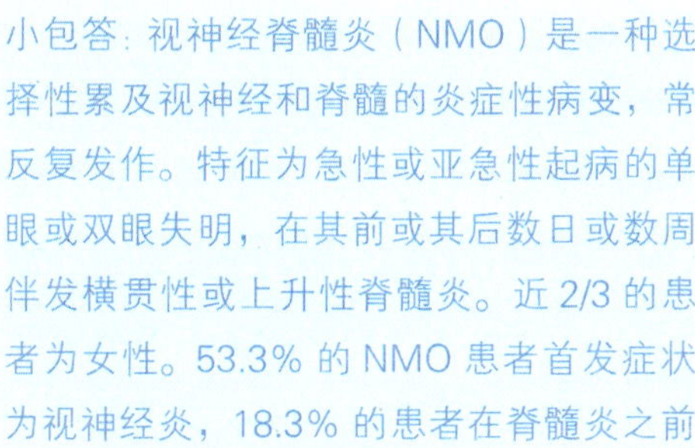

小包答：视神经脊髓炎（NMO）是一种选择性累及视神经和脊髓的炎症性病变，常反复发作。特征为急性或亚急性起病的单眼或双眼失明，在其前或其后数日或数周伴发横贯性或上升性脊髓炎。近 2/3 的患者为女性。53.3% 的 NMO 患者首发症状为视神经炎，18.3% 的患者在脊髓炎之前反复发生视神经炎。起病前，可有感冒样前驱症状，表现为单眼或双眼视力急剧下降，视力下降程度常较典型性视神经炎严重，甚至无光感，约 78% 的患者至少有一眼视力≤0.01。表现为视神经炎的 NMO 患者脑脊液中的水通道蛋白 4 抗体常明显升高，且抗体滴度越高临床复发的可能性越大，抗体滴度也与脊髓受累范围有关。

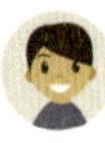

小四：视神经脊髓炎患者的视神经症状会复发吗？

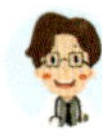

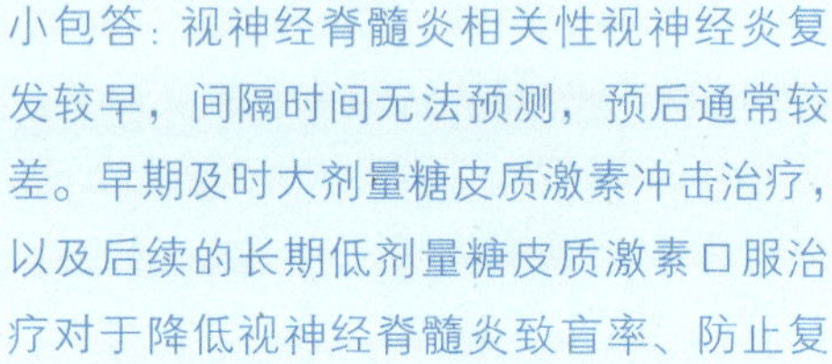

第 2 节　什么是视神经脊髓炎

视神经脊髓炎（NMO）是一种主要累及视神经和脊髓的中枢神经系统炎性脱髓鞘性疾病。多以视神经和脊髓同时或相继受累为主要特征，呈进行性或缓解与复发病程，有 80%~90% 的 NMO 患者为复发型。人们对于此病的定义及研究经历了许多不同的阶段。1844 年，意大利医生 Pescetto 对于视神经炎伴有脊髓炎的临床表现做了描述，1894 年，Devic 医生在法国里昂召开的医学研讨会上首次报告并描述此病。同年 11 月，他的学生 Gault 医生在其博士论文中报道了此病的临床特点。然而在此后相当长的一段时间内，NMO 是独立的疾病，还是多发性硬化（MS）的特殊临床亚型一直存在争议，直到 2004 年 NMO-IgG 的发现，以及 2006 年由 Wingerchuk 提出的关于 NMO 的诊断标准，使人们对此病有了进一步的认识。

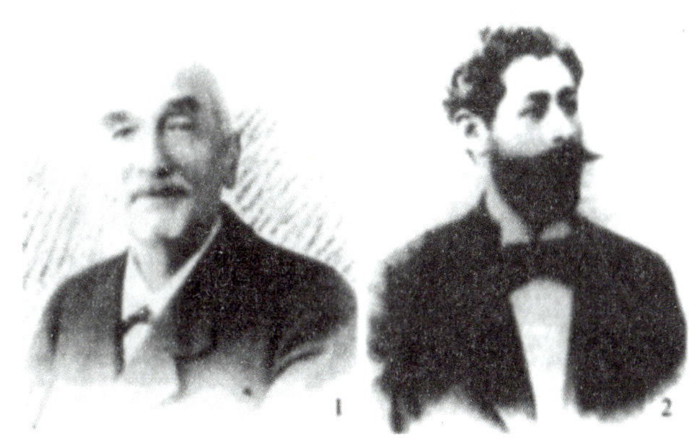

图 7.1　左图为 Devic 医生，右图为他的学生 Gault 医生

一、发病机制

目前 NMO 确切的病因及发病机制尚不明确，可能与人类免疫缺陷病毒（HIV）、登革热、传染性单核细胞增多症、甲型肝炎等病毒感染及结核分枝杆菌、肺炎支原体感染有关。遗传因素尚不明确,非白种人具有对于NMO的种族易感性。目前多数学者认为 NMO 是一种以体液免疫为主的独立疾病。2004 年，LENNON 等学者在 NMO 患者血清中发现了生物学标志物 NMO-IgG，一种结

合到星形胶质细胞水通道蛋白 4（aqua-porin-4，AQP4）的自身抗体。当 NMO-IgG 与星形胶质细胞足突上的 AQP-4 特异性的结合，同时在补体的参与下，NMO-IgG 激活补体依赖和抗体依赖的细胞毒途径，导致星形胶质细胞的足突被降解，此时活化的巨噬细胞与中性粒细胞、嗜酸性粒细胞等会产生各种物质最终导致神经的损伤。

二、临床表现

（1）视神经脊髓炎相关视神经炎（NMO-ON）：双侧同时发生或相继快速发生的视神经炎高度提示 NMO。视神经炎的临床特征包括严重视力下降，急性起病者数天内甚至数小时内视力可完全丧失，其他临床表现为眼球疼痛、阳性视觉现象如运动诱导的光幻视的出现。

（2）脊髓炎：NMO 脊髓损伤通常为完全性横贯性脊髓炎，在数小时或数天内出现截瘫、四肢瘫甚至脊髓休克。有时可出现痛性痉挛发作以及阵发性抽搐和神经根痛。脊髓病变与视神经受累可同时或相近（1 月内）发生，并可出现自主神经功能障碍，如尿潴留、尿失禁、大便障碍等。

（3）NMO 还可以出现视神经及脊髓以外的症状，包括眩晕、面部麻木、三叉神经痛、眼震、头痛、体位性震颤等。可以出现恶心和顽固性呃逆，这是由于病灶扩展至延髓呃逆中枢所致。NMO 可能会发生呼吸衰竭，这是由于病灶累及延髓呼吸中枢。

（4）部分 NMO 患者往往伴有其他自身免疫性疾病，如甲亢、桥本氏甲状腺炎、干燥综合征、系统性红斑狼疮、重症肌无力等。

三、诊断工具

1. 血液检查

（1）血常规：急性发作时白细胞可以增高，以中性粒细胞为主。

（2）免疫学指标：急性发作时，外周血 Th/TS 比值增高，补体水平升高，免疫球蛋白升高，血 AQP-4 阳性。

2. 脑脊液

压力和外观一般正常；细胞数多不超过 100×10^6/L，以中性粒细胞为主，蛋白含量正常或者轻度增高，糖含量正常或者偏低。

3. 电生理

视觉诱发电位、脑干诱发电位及体感诱发电位可以出现异常，潜伏期延长。

4. 影像学表现

脊髓纵向融合病灶超过 3 个脊髓节段，病变主要累及脊髓中央灰质，脊髓肿胀、占位和增强效应、强化，后期可有空洞和脊髓萎缩。脑部病变主要累及下丘脑、第三、四脑室周围、延髓极后区。

四、诊断标准

2006 年，在发现 NMO-IgG 后不久，Wingerchuck 等提出了修订的 NMO 诊断标准，包括：

1. 必要条件

①视神经炎。②急性脊髓炎。

2. 支持条件

①脊髓 MRI 异常病灶≥ 3 个椎体节段。②头颅 MRI 不符合

多发性硬化诊断标准。③血清 NMO-IgG 阳性。

具备必要全部条件和支持条件中的 2 条即可诊断 NMO。

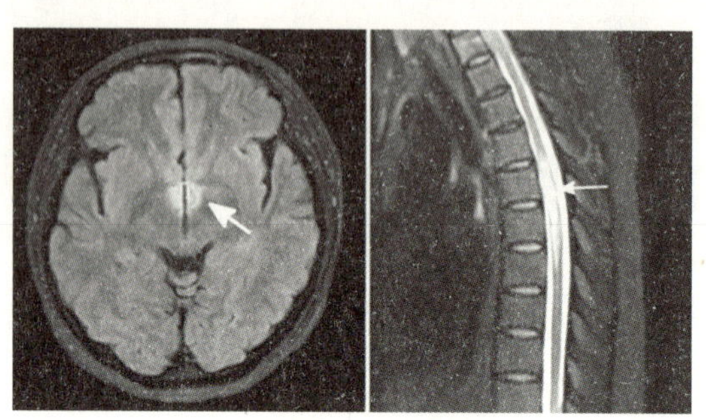

图 7.2　视神经脊髓炎疾病磁共振表现

左图为脑室受累；右图为胸段的长节段（一般会大于 3 个节段）损害

五、治疗

目前的治疗是以减轻急性期症状、缩短病程、改善残疾程度以及防治并发症为主要目标。

（1）使用糖皮质激素治疗，治疗原则为大剂量冲击、缓慢阶梯减量及长期维持。延长激素的使用时间对于预防神经功能的障碍及复发有显著作用。

（2）免疫抑制剂。通常与激素联合使用，可减少神经功能障碍的积累。代表药物有硫唑嘌呤、环磷酰胺、利妥昔单抗、吗替麦考酚酯等，不推荐使用干扰素。

（3）痛性痉挛可使用加巴喷丁、普瑞巴林等药物。

（4）顽固性呃逆及肌张力升高可使用巴氯芬。

（5）尿路症状可进行导尿，并可适当使用坦索罗辛等药物。

六、预后

预后多与脊髓炎的严重程度以及引起的并发症有关。总体而言预后较多发性硬化差。单相型病损重于复发型，但视力、肌力、感觉等功能的长期预后较复发型好。约有半数以上的 NMO 复发型患者至少一眼永久遗留严重的视力损害，或者在发病后 5 年内丧失行走能力。

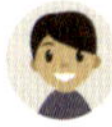

小四：提高免疫力对于改善NMO预后有用吗？

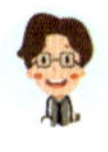

小包答：NMO 虽为一种自身免疫性中枢神经系统炎性脱髓鞘性疾病，但并不是因为免疫力低下导致，恰恰相反是因为各种原因导致机体免疫功能过度活跃，生成大量自身抗体和免疫因子破坏自身组织。因此不能自行滥用提高免疫力的药物及食物。然而，不建议患者盲目提高免疫功能并不代表不让患者提高抵抗力，应注意避免感冒等可能加重病情的诱因。

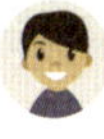

小四：NMO 患者在妊娠期使用激素和免疫抑制剂有风险吗？

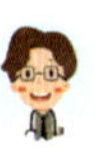

小包答：妊娠期间若使用激素冲击治疗可能会使胎儿出生时体重减轻、早产等，故妊娠期间不推荐激素冲击治疗。而硫唑嘌呤、吗替麦考酚酯、利妥昔单抗等免疫抑制剂会明显增加胎儿致畸风险，妊娠期间

NMO 急性发作期使用丙种球蛋白及血浆置换是相对安全的。而刚出生的胎儿，即使 AQP-4 抗体阳性，大多数几个月后体内的 AQP-4 抗体会消失，也往往没有神经损害。但是仍需要密切观察是否会出现神经功能受损症状。一般来说，妊娠前 6~7 个月应停止使用免疫抑制剂。

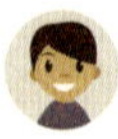

小四：ATM 患者中哪些预后较好？

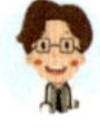

小包答：以发热等上呼吸道感染为前驱症状的患者预后较好，上升型和弥漫型脊髓炎的预后较部分或单一横贯性脊髓炎的预后差。对激素治疗敏感的患者预后较好，出现褥疮、肺部感染、尿路感染的患者预后会较差，相当一部分 ATM 患者的死因与上述三种并发症有关，护理对于病情预后的决定性不亚于治疗。

小四：视神经脊髓炎（NMO）和横贯性脊髓炎是一种疾病吗？

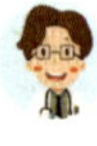

小包答：视神经脊髓炎和横贯性脊髓炎在临床表现上确有相似之处，但二者非同一种疾病。视神经脊髓炎多同时或先后累及视神经及脊髓并引起相应的神经功能障碍，如视力下降、视野缺损、运动及感觉障碍等，且约 70% 的患者 NMO-IgG 阳性，此抗

体阳性为诊断 NMO 的支持条件；而横贯性脊髓炎往往无视神经的受累，且起病较 NMO 急，瘫痪程度往往较 NMO 重，病变双侧对称，不同于许多 NMO 患者存在复发－缓解的病程，致残率较 NMO 高。

第 3 节　什么是横贯性脊髓炎

急性横贯性脊髓炎（ATM）是一种病变位于脊髓的急性综合征。其发病往往与感染因素及自身免疫性疾病相关。病因大致可分为压迫性病因及非压迫性病因。但仍有些病例无法确定病因，此类被称为特发性急性横贯性脊髓炎。典型的临床表现是肢体无力、感觉异常以及自主神经功能障碍等。若与视神经炎同时出现，且 AQP-4 抗体阳性，则为视神经脊髓炎谱系疾病。

一、病因

约有 20% 的 ATM 患者无法确定具体病因，可能为病毒感染后诱发的异常免疫应答，而不是感染因素的直接作用。部分病例于疫苗接种后发病，可能为疫苗接种引起的异常免疫应答。其他病因往往与射线、缺血性疾病、副肿瘤、感染因素有关。且后者往往存在系统性红斑狼疮（SLE）、干燥综合征（SS）、结节病、贝赫切特综合征以及结缔组织疾病等。此外，ATM 往往可成为多发性硬化（MS）、视神经脊髓炎谱系疾病（NMOSD）的首发表现。

二、临床表现

起病往往较急，首发症状往往为发热，不全与感染有关，并有感觉障碍及躯干、四肢疼痛等。后出现双下肢麻木无力直至瘫痪，病变在 3 天左右达到高峰，少数病例可延迟至 3 周左右，表现出脊髓横贯性损害，部分病例起病急骤，病变平面可在数小时内上升至上颈髓，临床表现也迅速从双下肢迟缓性瘫痪进展为四肢瘫并累及呼吸肌。引起呼吸麻痹而死亡。

（1）运动障碍：起病急，进展较快，表现为脊髓休克症状，首先多表现为双下肢迟缓性瘫痪，严重时可进展为四肢瘫痪。脊髓休克往往可持续约 1 月，病变平面若上升至上颈髓则会引起膈肌麻痹继而出现呼吸衰竭。

（2）感觉障碍：感觉障碍多数体现在病变平面以下的痛温觉消失，而位置觉及振动觉受累不明显。亦可能会出现感觉过敏、束带感等感觉异常。也有些病人会有不同程度的躯干及四肢痛。美国的一项研究显示约有 60% 的患者感觉平面位于胸椎，20% 左右的患者感觉平面位于颈椎。

（3）自主神经功能障碍：早期可表现为尿潴留、尿失禁、便秘、大便障碍、性功能障碍等。基本上所有患者都会存在不同程度的膀胱功能障碍。这些症状和体征会在数天内逐渐恶化，往往在 7 天内达到高峰。

三、诊断工具

（1）血常规：白细胞正常或轻度增高。

（2）脑脊液：白细胞正常或增高．脊髓水肿严重可有下腔不完全梗阻，蛋白质可增高。

（3）影像学表现：在脊髓 MRI 上表现正常或病变部位脊髓增粗或肿胀，T2 加权像呈高信号，强化反应。晚期病变处脊髓萎缩。

四、诊断标准

目前对于非压迫性病因导致的 ATM 可分为四类：与伴发感染相关的 ATM、与多发性硬化相关的 ATM、脊髓缺血所致 ATM 以及特发性 ATM。诊断此病目前多用 Johns Hopkins 医院于 2002 年提出的标准：

①急性发病的脊髓运动、感觉及自主神经功能障碍。

②症状和体征累及双侧，但不一定对称。

③有明确的异常感觉区。

④神经影像学检查排除脊髓压迫因素（MRI、脊髓造影术）。

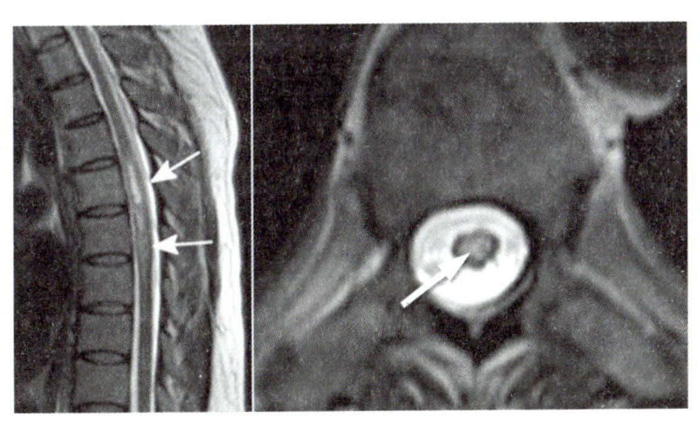

图 7.3　横贯性脊髓炎患者一例，为 T2 加权像。左图为矢状面，右图为横断面，横断面可见脊髓中央异常高信号，约占脊髓横截面总面积的 2/3 以上，累及多个脊髓节段

⑤脑脊液白细胞正常 / 增多或 IgG 指数降低 / 增高；脊髓 MRI 阴性 / 钆增强改变。若发病早期无炎性证据者，可于发病后 2~7 天重复腰椎穿刺和 MRI 检查。

⑥病情在发病 4 小时至数天内达到高峰。

同时应注意与视神经脊髓炎谱系疾病（NMOSD）的鉴别。

五、治疗

1. 药物治疗

（1）糖皮质激素：急性期可采用大剂量甲基泼尼松龙短期冲击治疗，500~1000mg 静脉滴注，连用 3~5 天以控制病情。通常 3 月后病情会有明显改善，也可用地塞米松 10~20mg/d 静脉滴注，10 天左右为一个疗程。之后激素可改为甲泼尼龙片或泼尼松口服，通常从 60mg 起量，随病情好转可逐渐减量至停药。并在服用激素期间注意补钙、补钾、保胃等治疗。并注意预防激素的其他副作用。

（2）丙种球蛋白：每日用量 0.4/kg，静脉滴注，一般应至少使用 5 天。

（3）抗生素：ATM 患者往往伴有不同程度的呼吸道及泌尿系感染，应根据病原学检查及药敏实验结果合理选用抗生素，及时控制感染，以免病情加重。

（4）B 族维生素，有助于神经的修复。可使用维生素 B_1 100mg 每日一次肌注，或维生素 B_{12} 500ug 每日一次肌注。

（5）其他：急性期可适当使用尼莫地平等血管扩张药，双下肢痉挛者可使用巴氯芬对症治疗。

2. 康复治疗

主要目的是促进肌力恢复，防止肢体痉挛及关节挛缩。应使肢体处于功能位，进行被动活动、按摩等，肌力有所恢复时应鼓励患者主动运动、积极锻炼；并可适当进行针灸、理疗等。

3. 护理

（1）应注意定期翻身拍背，并防止压疮形成，若已出现压疮，应及时局部换药，促进愈合。

（2）防止坠积性肺炎的出现，鼓励患者自主咳痰，必要时协助排痰及转换体位。

（3）防止尿路感染，应注意无菌导尿，并定期放尿，尿失禁者应勤换尿布，保持会阴清洁。

（4）感觉平面较高的患者和上升性脊髓炎患者出现呼吸肌麻痹应尽早进行气管切开并使用呼吸肌辅助呼吸，若有吞咽困难应及时留置胃管。

六、预后

部分患者可能完全恢复，严重者可永久丧失行动能力甚至死亡。死因多为呼吸衰竭。若病情出现恢复，通常从数周后开始，在发病后 3~6 个月恢复最为迅速。少数患者恢复期可长达 4 年。对于病因为非压迫性的 ATM，据报道约 15% 的患者能够完全恢复。约有 1/3 的患者至少能达到生活自理，但仍有近 1/3 的患者会遗留严重的肢体瘫痪及感觉异常等。特发性 ATM 的患者预后多较差。

小四：横贯性脊髓炎，就是医生口中所说的 ATM 吧？那 ATM 的康复锻炼有哪些需要注意的呢？

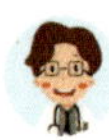

小包答：病情稳定后，应鼓励患者积极锻炼，以防止屈曲性截瘫的发生，使患肢处于最大功能位置，防止肢体出现挛缩、畸形等。当肌力达到一定程度时可给予适当的医疗体育活动，最大限度地减少后遗症。

第 4 节　什么是 MOG 抗体阳性病

髓鞘少突胶质细胞糖蛋白（MOG）是一种位于髓鞘外层、与自身免疫性脱髓鞘疾病密切相关的中枢神经系统特异性蛋白。该抗体介导的炎性脱髓鞘疾病可能成为一类特发性炎性脱髓鞘疾病（IIDDs）的新类型，有学者称之为 MOG 抗体介导的 IIDDs（简称为“MOG 抗体病”）。此类疾病临床表现与其他类型 IIDDs 有一定的重叠，这些表现在水通道蛋白 4（AQP4）抗体阴性视神经脊髓炎谱系病（NMOSD）、急性播散性脑脊髓炎（ADEM）、复发性神经炎（RION）、双侧视神经炎（BION）和急性横贯性脊髓炎（TM）等疾病中更常见。

MOG- 髓鞘少突胶质细胞糖蛋白
（Myelin Oligodendrocyte Glycoprotein）

- 中枢髓鞘由少突胶质细胞逐层包绕轴索构成
- 少突胶质细胞表达的蛋白（MBP）成分之一，量少：0.05%
- MOG
  位于髓鞘最外层，少突胶质细胞膜上，且仅限中枢神经系统

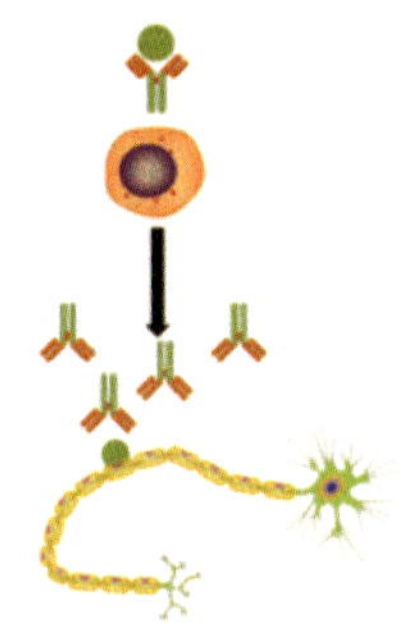

图 7.4　髓鞘少突胶质细胞糖蛋白结构示意图

一、流行病学

在欧美国家报道中 MOG 抗体病多见于白种人，少见于非洲加勒比人，女性多见，男：女约 1：2.8。发病年龄从 4~60 岁不等，中位年龄在 31 岁。在亚洲人群中，目前尚缺乏该病流行病学的报道，针对该抗体的检测及调查的相关信息也尚待进一步完善。

二、发病机制

目前关于 MOG 抗体病的确切致病机制仍不清楚，大部分研究认为，识别 MOG 抗原的特异性 B 细胞可能存在于外周血，但由于骨髓中缺乏 MOG 抗原表达，使 MOG 特异性未成熟 B 细胞处于无反应状态，同时由于缺乏相应的辅助 T 细胞（Th 细胞）辅助作用，识别 MOG 特异性 B 细胞不能活化，而仅在外周血中增殖。当嗜神经病毒感染机体时，血 – 脑屏障被破坏，MOG 抗原漏入

外周，激活 CD4+T 细胞，对 MOG 特异性 B 细胞募集和激活增加，产生大量 MOG-IgG；同时促炎 T 细胞进入中枢，募集 MOG 特异性 B 细胞流入中枢，产生相应抗体。

三、临床表现

成人 MOG 抗体病临床表现：

（1）最常见的损害部位是视神经，临床表现为视神经炎（OB），常表现为中心视力下降，伴球后疼痛或眼球运动时疼痛。超过 80% 的 ON 患者视力低于 0.5，超过半数患者至少有过 1 次视力下降至不足 0.1。双侧同时受累可见于超过半数的 ON 患者。其他表现有视野缺损、色觉异常、视盘水肿或周边视力下降。眼底镜检见视盘水肿，表明炎性反应易累及视神经前段。在反复复发患者中，首次发作时视盘明显水肿，而复发时水肿轻微甚至可见视盘萎缩。由于 MOG-IgG 介导的 ON 有复发倾向，故视盘萎缩较常见。

（2）脊髓损害的发生率约 56%，括约肌功能受损最常见，出现排便困难或尿便潴留。半数患者表现为截瘫，其次为四肢瘫，20% 的患者遗留严重的瘫痪后遗症。感觉症状也较常见，表现为疼痛、感觉减退及低头时沿脊柱向腰骶部放射的电感（Lhermitte 征阳性），超过半数患者仅表现为感觉异常。

（3）脑干受累见于 30% 的患者，可以表现为顽固性呃逆或呕吐、眼震、核间性眼肌麻痹、共济失调，严重时出现呼吸功能衰竭；也可累及颅神经，表现为动眼神经麻痹或复视、周围性面瘫、听力下降、眩晕、构音困难、吞咽困难。

（4）病变累及幕上大脑半球时，患者可表现为头痛、疲乏、精神运动迟缓、定向力障碍、意识水平下降或嗜睡、偏身感觉减退、假性脑脊膜炎或畏光。

（5）小脑受累时表现为共济失调；也有患者仅在 MRI 影像上发现亚临床病灶而无临床表现。

（6）MOG-IgG 阳性患者约 44% 同时或相继表现为 ON 及脊髓炎，44% 的患者仅表现为 ON 而无脊髓炎发作，仅 12% 表现为 TM 而无 ON 发作。与 AQP4 抗体阳性患者相比，MOG 抗体阳性患者较少合并系统性自身免疫病。MOG 抗体病可见于育龄妇女的围产期，大部分在妊娠期发生，与 AQP4 抗体介导的 NMOSD（妊娠期和产后期均可发生）及多发性硬化（MS，多在产后期发病）有所不同。

四、诊断工具

1. 脑脊液检查

白细胞可不同程度升高，6~306 个 /uL 不等；脑脊液蛋白偶有升高，糖和氯化物正常。MOG 抗体阳性，MOG-IgG 的滴度与疾病重程度相关，同时出现脊髓炎和视神经炎的患者 MOG 抗体滴度最高，仅表现为孤立性视神经炎的患者滴度最低，经治疗后病情缓解，抗体滴度亦下降。脑脊液白蛋白 / 血清白蛋白（即 QA1b）的升高可以反映血脑屏障结构上的破坏或脑脊液的减少。在约 32.4% 的患者中可以观察到 QA1b 的升高，其临床表现多为脊髓炎、脑或脑干受累，而 ON 少见。

2. 诱发电位

（1）ON 患者视觉诱发电位（VEP）异常，大多数患者表现为 P100 潜伏期延长，视神经受损严重时 VEP 消失而不能引出，也有部分患者可以观察到 P100 潜伏期延长而无 ON 临床表现，提示存在亚临床视神经损伤，但少见波幅降低。TM 患者体感诱发电位（SSEP）同样表现为潜伏期延长，但波幅降低或消失较常见。同时 SSEP 也可帮助寻找无临床症状且 MRI 正常的亚临床脊髓病灶。

（2）诱发电位及光学相干断层成像（OCT）：可显示视盘周围视网膜神经纤维层（pRNFL）在所有象限均变薄，并可在内颗粒层见视网膜微囊肿（MME）。与多发性硬化及 NMOSD 相比较，MOG-IgG 阳性视神经炎患者视网膜变薄程度最重，亚临床损害时视网膜纤维层同样最重，但类似 MS-ON 仅在颞侧 pRNFL 变薄。

（3）影像学表现：

①视神经受累的 MRI 表现为眶内视神经增粗肿胀，T2WI 上见病灶处高信号，钆增强可见沿视神经纵向延伸的强化，病灶可超过视神经全长一半，常双侧受累，并可累及视交叉。

②患者中约 65.9%MRI 可见脊髓损害，其中超过 70% 的 TM 患者病灶显示病灶超过 3 个椎体节段，称之为长节段横贯性脊髓炎（LETM）；但在不足 30% 的 TM 患者 MRI 显示病灶小于 3 个节段，即非长节段横惯性脊髓炎（NETM），不连续的 NETM 病灶可能特征性的存在于 MOG-IgG 阳性患者中，这有助于与 AQP4 抗体阳性 NMOSD 进行鉴别。病灶既可位于脊髓中心，也可位于外周。约 70% 的患者表现为病灶处脊髓肿胀和强化。颈段和胸段病灶最常见，脊髓圆锥受累是该病的特征性表现之一。临床上亦可有少数患者表现出脊髓炎的临床症状，但 MRI 影像检查上无相应病灶，反之也有患者有 MRI 影像病灶而无相应临床表现。

③ 50% 的患者头颅 MRI 可见 T2WI 上高信号的脱髓鞘病灶，

成斑片状弥漫分布，边缘不清，部分病灶有中心强化。大脑半球处病灶可表现为大片状，类似 ADEM 样改变；胼胝体病灶常见，可见斑片状病灶沿胼胝体长轴多灶性分布，边界不清，病灶之间相互融合，可超过胼胝体全长一半；也可见于侧脑室周围，额叶、顶叶、颞叶、枕叶深部白质及放射冠，皮层下 U 形纤维及灰白质交界处和丘脑、基底核等深部核团。幕下病灶可累及大脑脚、脑桥（包括脑桥被盖）、延髓（包括延髓极后区）、小脑半球及小脑脚。病灶累及四脑室周围，可特征性累及双侧小脑中脚。

五、诊断标准

目前国内外还无公认的 MOG 抗体病的诊断标准。在临床诊疗过程中，遇到疑似 IIDDs 的患者，并出现以下情况时应考虑 MOG 抗体病的诊断：

（1）在 IIDDs 患者中反复发生 ON 的患者、AQP4 抗体阴性的 NMOSD 患者、OB 阴性的疑似多发性硬化患者。

（2）经 CBA 法检测 MOG-IgG 阳性的 IIDDs。

（3）排除其他原因所致的炎性脱髓鞘疾病。

六、治疗及预后

急性期治疗临床常用大剂量甲泼尼龙冲击［15~20mg/（kg·d），连续应用 3~5d 为 1 疗程］，或使用大剂量丙种球蛋白［400mg/（kg·d），连续应用 3~5 天为 1 疗程］。应用甲泼尼龙冲击治疗的患者中 50% 可以完全缓解，44.3% 部分缓解，仅约 5.7% 治疗无效。在大剂量甲泼尼龙冲击治疗或大剂量丙种球蛋白治疗失败后，可以考虑使用血浆置换或免疫吸附疗法。大部分患者急性期治疗后预后较好。使用大剂量甲泼尼龙冲击时，应注意治疗相关不良反应。

缓解期治疗有利于减少疾病复发，减轻残疾程度。国外报道推荐使用口服甲氨蝶呤［（10~15mg/（m^2·周））或硫唑嘌呤［1~5mg/（kg·d）］。甲氨蝶呤有利于延长缓解期，降低复发率，且毒副反应少，建议首选甲氨蝶呤治疗。上述治疗仍不能控制复发时，可考虑应用利妥昔单抗、奥法木单抗治疗。那他珠单抗、醋酸格拉默在治疗 MOG 抗体病患者时无效，应用 β 干扰素时无效甚至还可能加重病情，因此不建议使用上述 3 种药物。

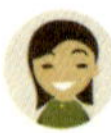

毛毛问：MOG 抗体免疫致病机理是什么？

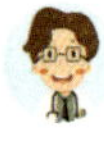

小包答：MOG 特异性抗体与少突胶质细胞表面抗原结合后释放髓鞘基质蛋白（MBP）使髓鞘破坏，累及少突胶质细胞。

毛毛问：MOG-IgG 与 AQP4-IgG 的差别是什么？

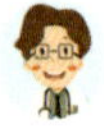

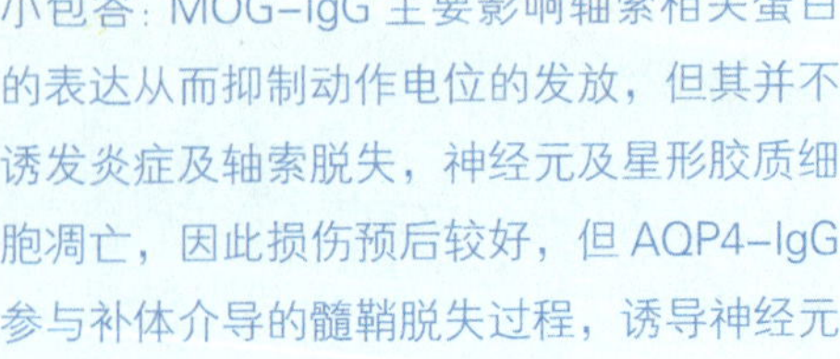

小包答：MOG-IgG 主要影响轴索相关蛋白的表达从而抑制动作电位的发放，但其并不诱发炎症及轴索脱失，神经元及星形胶质细胞凋亡，因此损伤预后较好，但 AQP4-IgG 参与补体介导的髓鞘脱失过程，诱导神经元及星形胶质细胞凋亡，预后较差。

第 5 节　视神经脊髓炎谱系疾病

视神经脊髓炎谱系疾病（NMOSD）是一种免疫介导的以视神经和脊髓受累为主的中枢神经系统（CNS）炎性脱髓鞘疾病。临床上多以严重的视神经炎（ON）和纵向延伸的长节段横贯性脊髓炎（LETM）为特征表现，常于青壮年起病，女性居多，复发率及致残率高。病因主要与水通道蛋白 4 抗体（AQP4-IgG）相关，是不同于多发性硬化（MS）的独立疾病实体。是体液免疫为主、细胞免疫为辅的 CNS 炎性脱髓鞘性疾病。在最新的 2015 年 NMOSD 国际诊断共识中，建议将 NMO 和 NMOSD 统一称为 NMOSD，根据血清学 AQP4-IgG 结果把 NMOSD 分别为 AQP4-IgG 阳性的 NMOSD 和 AQP4-IgG 阴性的 NMOSD，并描述了 NMOSD 的 6 个典型核心临床症状。

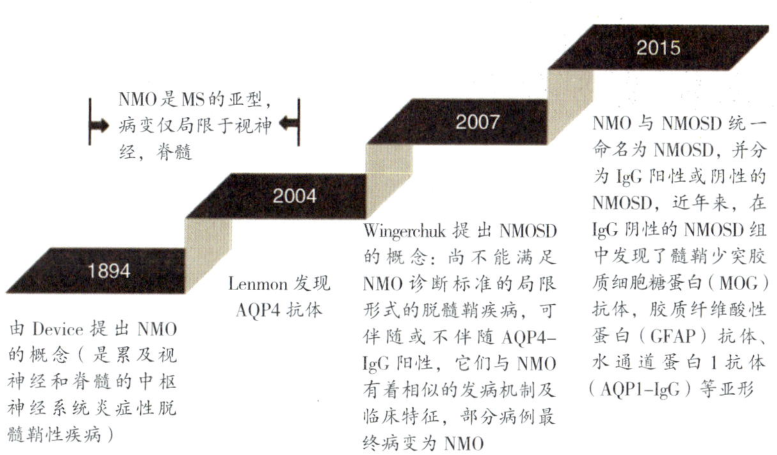

图 7.5　视神经脊髓炎谱系疾病诊断标准的演变

一、流行病学

NMOSD 的患病率为（1~5）/（10 万人）每年，但在非白种（亚洲、拉丁美洲、非洲、西班牙裔和美国原住民）人群中更为易感。NMOSD 女性高发，女男患病比例高达（9~11）：1。首次发病年龄见于各年龄阶段，以青壮年居多，中位数年龄为 39 岁。NMOSD 常与一些自身免疫疾病，如干燥综合征、系统性红斑狼疮、桥本氏病等发生共病现象。NMOSD 为高复发、高致残性疾病，90% 以上的患者为多时相病程；约 60% 的患者在 1 年内复发，90% 的患者在 3 年内复发，多数患者遗留有严重的视力障碍和 / 或肢体功能障碍、尿便障碍。

二、临床表现

NMO/NMOSD 并不是 ON 和脊髓炎的简单组合，而是一组异质性疾病。其典型与不典型临床表现，随着研究的不断深入而出现动态变化。

1. 典型核心临床症状

（1）ON：可为单眼、双眼同时或相继发病。多起病急，进展迅速。视力多显著下降，甚至失明，多伴有眼痛，也可发生严重视野缺损。部分病例治疗效果不佳，残余视力 <0.1。

（2）急性脊髓炎：多起病急，症状重，急性期多表现为严重的截瘫或四肢瘫，尿便障碍，脊髓损害平面常伴有神经根性疼痛或 Lhermitte 征，高颈髓病变严重者可累及呼吸肌导致呼吸衰竭。恢复期较易发生阵发性痛性或非痛性痉挛、长时期瘙痒、顽固性疼痛等。

（3）延髓极后区综合征：可为单一首发症状，表现为顽固性呃逆、恶心、呕吐，不能用其他原因解释。

（4）急性脑干综合征：头晕、复视、共济失调等，部分病变无明显临床表现。

（5）急性间脑综合征：嗜睡、发作性睡病样表现、低钠血症、体温调节异常等，部分病变无明显临床表现。

（6）大脑综合征：意识水平下降、认知语言等高级皮层功能减退、头痛等，部分病变无明显临床表现。

三、诊断工具

1. 血清

近 50% 的 NMOSD 患者合并其他自身免疫抗体阳性，如血清抗核抗体（ANAs）、抗 SSA 抗体、抗 SSB 抗体、抗甲状腺抗体等。

2. 脑脊液（CSF）

多数急性期白细胞 $>10\times10^6$L（$1\sim100\times10^6$L）；约 1/3 急性期 CSF 白细胞 $>50\times10^6$L，很少超过 500×10^6L；CSF 寡克隆区带（OB）阳性率 $<20\%$；CSF 蛋白多明显增高，可大于 1g/L。

3. 影像学表现

（1）脊髓：急性期 T2 序列、STIR 序列连续 3 个椎体节段高信号，脊髓中央灰质损伤占 70%，T1 序列增强有强化，强化的部位和形式不限。慢性期大于 3 个椎体节段的边界清楚的脊髓萎缩，萎缩的脊髓内可有局部或弥漫的 T2 序列信号改变，萎缩的尾端靠近椎体。

（2）视神经：单侧或双侧视神经、视交叉 T2 序列高信号、T1

序列增强有强化，病灶累及视神经后部，长度大于眼眶至视交叉距离的 1/2。

（3）脑部：典型的 NMOSD 损伤表现（T2 序列高信号）。

延髓背侧（尤其是极后区），一般为双侧局限性、靠近上颈段的小病灶。

四脑室周围脑干或小脑。

丘脑、下丘脑、三脑室周围。

融合成片的皮质下白质或深部白质。

胼胝体沿长轴不均匀、弥漫性水肿，长度大于胼胝体的 1/2。

内囊、大脑脚纵向皮质脊髓束。

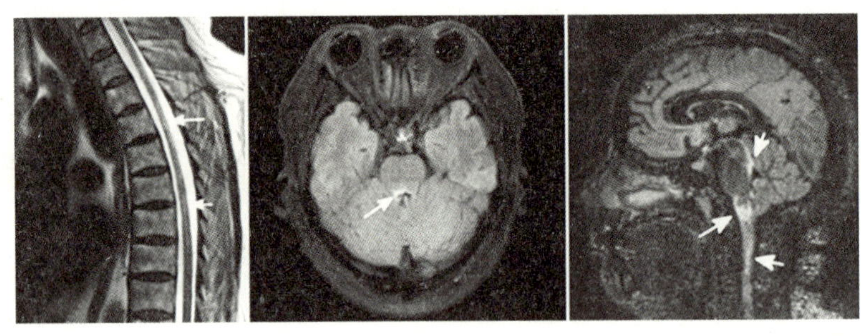

图 7.6 左图为脊髓长节段损害；中图为四脑室损害；右图为极后区损害

五、诊断标准

成人 NMOSD 诊断标准：

1. 伴 AQP4-IgG 的 NMOSD 诊断标准

（1）至少 1 个核心临床症状。

（2）应用最佳方法检测 AQP4-IgG 阳性（强烈推荐细胞检测法）。

（3）排除其他诊断。

2. 不伴 AQP4-IgG 或未知 AQP4-IgG 状态的 NMOSD 诊断标准

（1）在 1 次或数次临床发作中至少有 2 个核心临床症状，符合以下要求：至少一个核心临床症状必须是视神经炎、长节段横贯性脊髓炎或极后区综合征；空间多发（≥2 个不同核心临床症状）；以上症状需满足附加的 MRI 要求。

（2）应用最佳方法检测 AQP4-IgG 阴性或不能检测。

（3）排除其他诊断。

3. 核心临床症状

（1）视神经炎。

（2）急性脊髓炎。

（3）极后区综合征：不能用其他原因解释的呃逆、恶心、呕吐。

（4）急性脑干综合征。

（5）症状性发作性嗜睡或伴 NMOSD 典型间脑 MRI 病变的急性间脑临床综合征。

（6）伴 NMOSD 典型间脑 MRI 病变的有症状的大脑半球综合征。

4. 不伴 AQP4-IgG 或未知 AQP4-IgG 状态 NMOSD 的附加 MRI 要求

（1）急性视神经炎：要求脑 MRI 显示正常或仅有非特异性白质病变，或视神经 MRI 有 T2 高信号或 T1 强化，病变超过 1/2 视神经长度或累及视交叉。

（2）急性脊髓炎：要求相应的脊髓 MRI 病变大于 3 个连续椎

体节段（长节段横贯性脊髓炎）或与既往脊髓炎病史相应的大于3个椎体节段的脊髓萎缩。

（3）极后区综合征：要求有相应的延髓背侧或极后区病变。

（4）急性脑干综合征：要求有相应的室管膜周围脑干病变。

六、治疗

1. 急性期

以减轻急性期症状、缩短病程、改善残疾程度和防止并发症为主要目标。糖皮质激素（A级推荐）；血浆置换（B级推荐）；静脉注射大剂量免疫球蛋白；激素联合免疫抑制剂。

2. 序贯治疗（免疫抑制治疗）

以预防复发，减少神经功能障碍积累为主要目标，对于AQP4-IgG阳性的NMOSD以及AQP4-IgG阴性的复发型NMOSD应早期预防治疗。一线药物：硫唑嘌呤、吗替麦考酚酯、甲氨蝶呤、利妥昔单抗等。二线药物：环磷酰胺、他克莫司、米托蒽醌。定期静脉注射用丙种球蛋白也可用于NMOSD预防治疗，特别适用于不宜应用免疫抑制剂者，如儿童及妊娠期患者。

3. 康复治疗及生活指导

在应用大剂量激素治疗时，避免过度活动，以免加重骨质疏松及股骨头负重；避免预防接种，避免过热的热水澡、强烈阳光下高温暴晒，保持心情愉快，不吸烟，不饮酒，作息规律，合理饮食，适量运动，补充维生素D等。

七、预后

临床表现重，复发型预后差，导致全盲或截瘫等严重残疾；5年内约有半数患者单眼视力损伤较重或失明；约50%的复发型患者发病5年后不能独立行走。

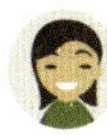

毛毛问：什么是ON？

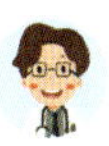

小包答：ON是视神经炎英文首字母的缩写，连接大脑和眼球的神经称为视神经，视神经任何部位发炎笼统的称为视神经炎。

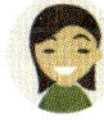

毛毛问：什么是NMO？

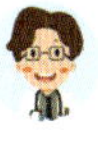

小包答：NMO是视神经脊髓炎疾病首字母的缩写，是指可以表现为视神经炎症和脊髓炎症的一类疾病，是之前的一种称呼。

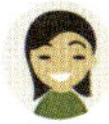

毛毛问：什么是视神经脊髓炎谱系疾病？

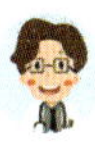

小包答：按照最新的诊断标准，NMO以及类似的疾病被称为NMO谱系疾病（NMOSD）。

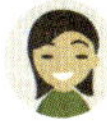

毛毛问：视神经炎和多发性硬化是什么关系？

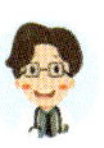

小包答：目前视神经炎作为一种以炎症为病理特征的一类疾病。多发性硬化可以有视神经炎表现。NMOSD也可以表现为视神经炎。

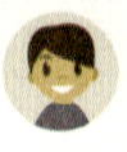

小四问：怎样判断自己是视神经脊髓炎还是视神经炎?

小包答：视神经脊髓炎（NMO）是一种选择性累及视神经和脊髓的炎症性病变，常反复发作。特征为急性或亚急性起病的单眼或双眼失明，在其前或其后数日或数周伴发横贯性或上升性脊髓炎。近2/3的患者为女性。53.3%的NMO患者首发症状为视神经炎，18.3%的患者在脊髓炎之前反复发生视神经炎。起病前，可有感冒样前驱症状，表现为单眼或双眼视力急剧下降，视力下降程度常较典型性视神经炎严重，甚至无光感，约78%的患者至少有一眼视力≤0.01。表现为视神经炎的NMO患者脑脊液中的水通道蛋白4抗体常明显升高，且抗体滴度越高临床复发的可能性越大，抗体滴度也与脊髓受累范围有关。

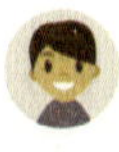

小四问：视神经脊髓炎患者的视神经症状会复发吗?

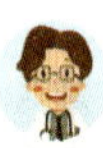

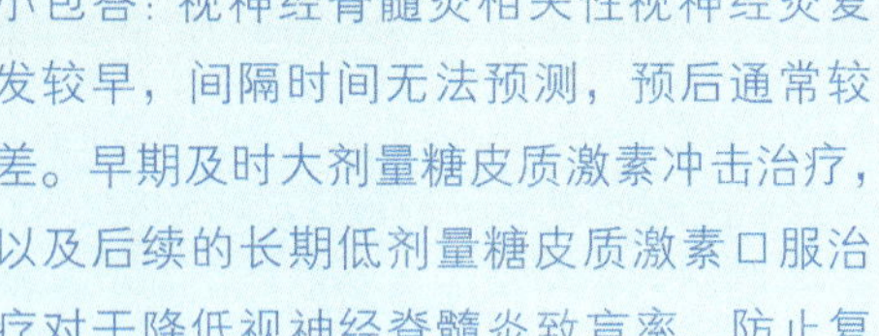

小包答：视神经脊髓炎相关性视神经炎复发较早，间隔时间无法预测，预后通常较差。早期及时大剂量糖皮质激素冲击治疗，以及后续的长期低剂量糖皮质激素口服治疗对于降低视神经脊髓炎致盲率、防止复发具有重要意义。

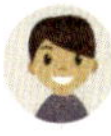

小四问：提高免疫力对于改善 NMO 预后有用吗？

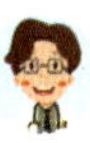

答：NMO 虽为一种自身免疫性中枢神经系统炎性脱髓鞘性疾病，但并不是因为免疫力低下导致，恰恰相反是因为各种原因导致机体免疫功能过度活跃，生成大量自身抗体和免疫因子破坏自身组织。因此不能自行滥用提高免疫力的药物及食物。然而，不建议患者盲目提高免疫功能并不代表不让患者提高抵抗力，应注意避免感冒等可能加重病情的诱因。

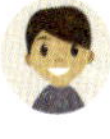

小四问：NMO 患者在妊娠期使用激素和免疫抑制剂有风险吗？

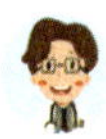

答：妊娠期间若使用激素冲击治疗可能会使胎儿出生时体重减轻、早产等，故妊娠期间不推荐激素冲击治疗。而硫唑嘌呤、吗替麦考酚酯、利妥昔单抗等免疫抑制剂会明显增加胎儿致畸风险，妊娠期间 NMO 急性发作期使用丙种球蛋白及血浆置换是相对安全的。而刚出生的胎儿，即使 AQP-4 抗体阳性，大多数几个月后体内的 AQP-4 抗体会消失，也往往没有神经损害。但是仍需要密切观察是否会出现神经功能受损症状。一般来说，妊娠前 6~7 个月应停止使用免疫抑制剂。

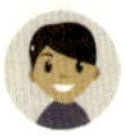

小四问：ATM 的康复锻炼有哪些注意事项?

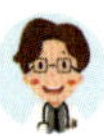

小包答：病情稳定后，应鼓励患者积极锻炼，以防止屈曲性截瘫的发生，使患肢处于最大功能位置，防止肢体出现挛缩、畸形等。当肌力达到一定程度时可给予适当的医疗体育活动，最大限度地减少后遗症。

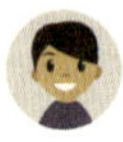

小四问：ATM 患者中哪些预后较好?

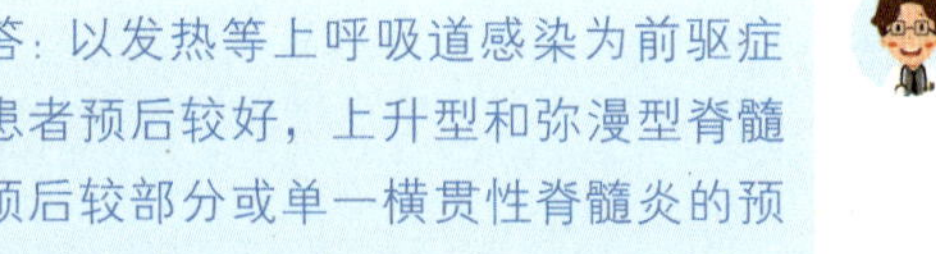

小包答：以发热等上呼吸道感染为前驱症状的患者预后较好，上升型和弥漫型脊髓炎的预后较部分或单一横贯性脊髓炎的预后差。对激素治疗敏感的患者预后较好，出现褥疮、肺部感染、尿路感染的患者预后会较差，相当一部分 ATM 患者的死因与上述三种并发症有关，护理对于病情预后的决定性不亚于治疗。

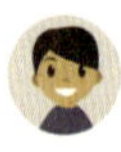

小四问：视神经脊髓炎（NMO）和横贯性脊髓炎是一种疾病吗?

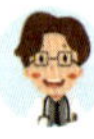

小包答：视神经脊髓炎和横贯性脊髓炎在临床表现上确有相似之处，但二者非同一种疾病。视神经脊髓炎多同时或先后累及视神经及脊髓并引起相应的神经功能障碍，如视力下降、视野缺损、运动及感觉障碍等，且约 70% 的患者 NMO-IgG 阳性，此抗体阳性为诊断 NMO 的支持条件；而横贯

性脊髓炎往往无视神经的受累，且起病较NMO急，瘫痪程度往往较NMO重，病变双侧对称，不同于许多NMO患者存在复发－缓解的病程，致残率较NMO高。

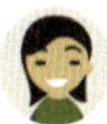

毛毛问：MOG抗体免疫致病机理是什么？

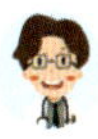

小包答：MOG特异性抗体与少突胶质细胞表面抗原结合后释放髓鞘基质蛋白（MBP）使髓鞘破坏，累及少突胶质细胞。

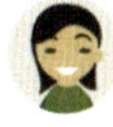

毛毛问：MOG-IgG与AQP4-IgG的差别是什么？

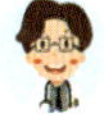

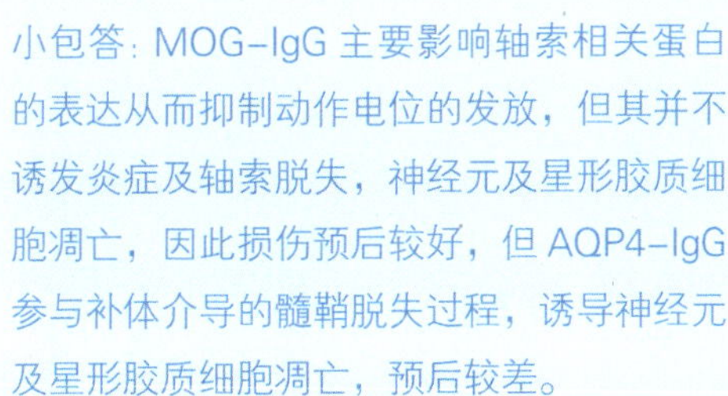

小包答：MOG-IgG主要影响轴索相关蛋白的表达从而抑制动作电位的发放，但其并不诱发炎症及轴索脱失，神经元及星形胶质细胞凋亡，因此损伤预后较好，但AQP4-IgG参与补体介导的髓鞘脱失过程，诱导神经元及星形胶质细胞凋亡，预后较差。

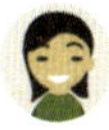

毛毛问：为什么NMOSD和NMO合并成一个病症名称？

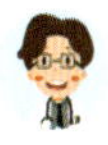

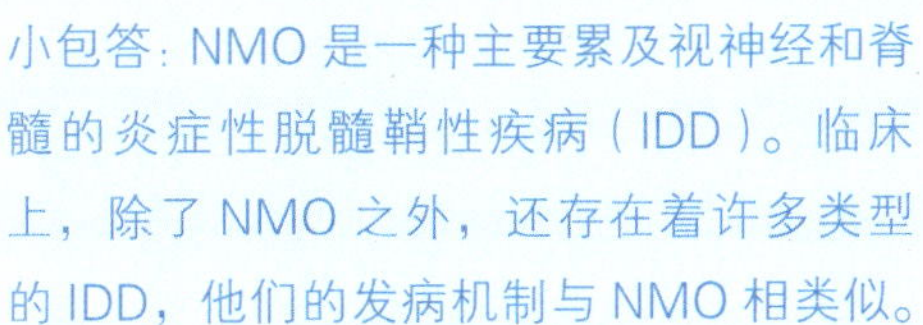

小包答：NMO是一种主要累及视神经和脊髓的炎症性脱髓鞘性疾病（IDD）。临床上，除了NMO之外，还存在着许多类型的IDD，他们的发病机制与NMO相类似。

在这些疾病当中，NMO-IgG 阳性率亦较高。Wingerchuk 将其归纳汇总，提出了视神经脊髓炎谱系疾病（NMOSD）这一概念。并且 NMO 诊断国际专家组对 NMOSD 诊断标准进行了修订，一致达成了 2015 版成人 NMOSD 诊断标准国际共识。该共识取消了 NMO 的个别定义，而将 NMO 归入 NMOSD。同时根据 AQP-4 抗体的表达状态，分为 AQP-4 抗体阳性 NMOSD 和 AQP-4 抗体阴性 NMOSD。

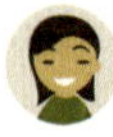

毛毛问：AQP4 及 AQP4-IgG 是什么？

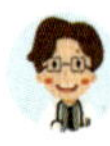

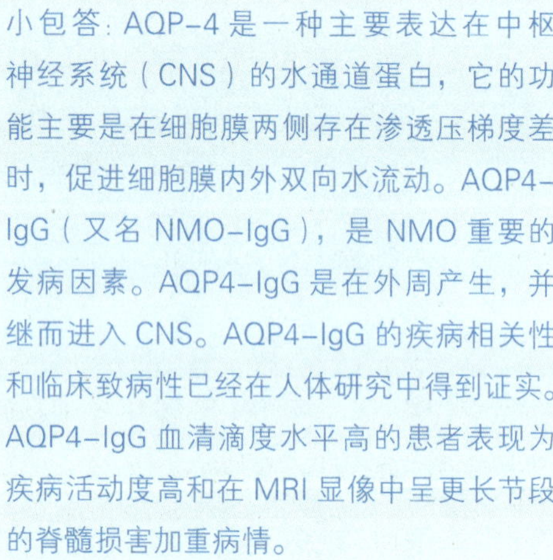

小包答：AQP-4 是一种主要表达在中枢神经系统（CNS）的水通道蛋白，它的功能主要是在细胞膜两侧存在渗透压梯度差时，促进细胞膜内外双向水流动。AQP4-IgG（又名 NMO-IgG），是 NMO 重要的发病因素。AQP4-IgG 是在外周产生，并继而进入 CNS。AQP4-IgG 的疾病相关性和临床致病性已经在人体研究中得到证实。AQP4-IgG 血清滴度水平高的患者表现为疾病活动度高和在 MRI 显像中呈更长节段的脊髓损害加重病情。

第 8 章　急性播散性脑脊髓炎

急性播散性脑脊髓炎（ADEM）是一种罕见的中枢神经系统炎症性脱髓鞘疾病。急性播散性脑脊髓炎被认为是一种自身免疫性疾病，由遗传易感个体的环境刺激触发，人体的免疫系统错误地攻击自身的脑组织。这通常被认为是由于对感染或疫苗接种的反应引起的。因此，急性播散性脑脊髓炎有时被称为感染后或免疫后急性播散性脑脊髓炎。

一、流行病学

根据 2008 年的一项研究，加利福尼亚州的估计发病率为 0.4/100000 人 / 年，在美国、英国和澳大利亚的地区医疗中心每年有 3 至 6 例急性播散性脑脊髓炎病例。急性播散性脑脊髓炎好发于儿童和青壮年，男女发病率无明显差异，四季均可发病，散发病例多见。

感染后：在 50%~75% 的急性播散性脑脊髓炎病例中，炎症发作先于病毒或细菌感染。与病毒感染有关，包括麻疹、腮腺炎、风疹、水痘带状疱疹、EB 病毒、巨细胞病毒、单纯疱疹、甲型肝炎、流感和肠道病毒感染等。季节性分布表明，大多数急性播散性脑脊髓炎病例发生在冬季和春季。炎症发作和神经症状通常在病毒或细菌性疾病后的几周内开始。

免疫后：免疫接种后的急性播散性脑脊髓炎病例不到 5%。免疫后炎症性发作之间的联系只是暂时的，而疫苗接种与免疫性发作之间的直接联系尚未确定。免疫后急性播散性脑脊髓炎与狂犬病、乙型肝炎、流感、日本乙型脑炎、白喉 / 百日咳 / 破伤风、麻疹、腮腺炎、风疹、肺炎球菌、脊髓灰质炎、天花和水痘的免疫有关。目前，麻疹、腮腺炎和风疹疫苗最常与疫苗接种后的急性播散性脑脊髓炎有关。在大多数情况下，没有隔离传染源。与麻疹活疫苗接种相关的急性播散性脑脊髓炎发病率为百万分之一到百万分之二。神经系统症状通常在接种疫苗后 4 至 13 天出现。

二、症状与体征

多在感染或疫苗接种后 1~2 周急性起病，少数也可呈暴发式或亚急性起病，出疹后脑脊髓炎通常出现于皮疹后 2~4 天，常表现为疹斑正在消退、症状正在改善时患者突然再次出现高热，并伴有头昏、头痛、乏力、全身酸痛，严重时出现抽搐和意识障碍。临床表现为多灶性神经功能障碍，绝大多数患者大脑弥漫性损害的症状较为突出，如意识障碍和精神异常；脑局灶性损害的表现，如偏瘫、偏盲、视力障碍和共济失调等也较为常见；少数患者脑膜受累，可出现头痛、呕吐、脑膜刺激征；锥体外系受累出现震颤、舞蹈样动作等；脊髓病变时出现受损平面以下部分或完全性截瘫或四肢瘫，上升性麻痹，传导束性感觉减退或消失，不同程度的膀胱及直肠功能障碍等。周围神经亦可累及。依据临床症状和病变部位可分为脑型、脑脊髓型和脊髓型。

急性坏死性出血性脑脊髓炎又称为急性出血性白质脑炎，认为是急性播散性脑脊髓炎的暴发型。常见于青壮年，病前 1~14

天可有上呼吸道感染史，常呈暴发起病，病情凶险，临床表现为高热、头痛、颈项强直、精神异常与昏迷，症状及体征迅速达到高峰，不少病例在 2~4 天，甚至数小时内死亡。

三、诊断

急性播散性脑脊髓炎的诊断主要依赖临床表现和影像学特点。临床主要表现为双侧视神经受累、皮质症状与体征、周围神经受累、意识改变、认知功能障碍，脑脊液白细胞计数增加、寡克隆区带阴性或阳性后迅速转阴，均支持急性播散性脑脊髓炎的诊断。

1. 诊断标准

以下为国际儿童多发性硬化研究组于 2007 年制定新的诊断标准：

（1）临床表现：首次发生的急性或亚急性发病的多灶性受累的脱髓鞘疾病，表现为多种症状并伴脑病表现（行为异常或意识改变），糖皮质激素治疗后症状或 MRI 可好转，亦可遗留残留症状；之前无脱髓鞘特征的临床事件发生，并排除其他原因，发病后 3 个月内出现的新症状或原有症状波动应列为本次发病的一部分。

（2）神经影像学表现：以局灶性或多灶性累及脑白质为主，且未提示陈旧性白质损害。头部 MRI 扫描表现为大的（1~2 cm）、多灶性位于幕上或幕下白质、灰质，尤其是基底节和丘脑的病灶，少数患者表现为单发孤立大病灶，可见弥漫性脊髓内异常信号伴不同程度强化。

2. 三种不同的急性播散性脑脊髓炎别

（1）单相急性播散性脑脊髓炎是一种一次性发作，可以持续三个月。在这三个月内，任何新的或变化的症状都被视为一个事件。在口服类固醇减量期间或减量完成后一个月内可能出现的症状也被归类为一次发作。复发和多相性急性播散性脑脊髓炎发作必须在初始事件发生后超过三个月并且在类固醇完成后超过一个月发生。

（2）复发性急性播散性脑脊髓炎是指与最初发作时相同症状的继发性发作。MRI 表现与初次发作相似，无新发病灶，但原发病灶可能增大。

（3）多相急性播散性脑脊髓炎是指从最初或以前的发作开始，涉及中枢神经系统新区域的发作。必须有脑病的迹象，但症状和神经影像学发现与最初的发作不同。MRI 上可能存在明显的新病变，也可能存在与第一次发作相关的病变部分或完全消退的证据。

国际儿童多发性硬化症研究组还提供了一系列变量的比较，用于在急性播散性脑脊髓炎和多发性硬化之间进行鉴别诊断。急性播散性脑脊髓炎发病年龄较小，男女发病率无明显差异；多有前驱感染史或疫苗接种史；可伴脑病症状，癫痫发作；以单相病程为主；MRI 可见灰白质大片病灶，病情好转后病灶可消失或明显缩小；脑脊液白细胞计数不同程度增加，寡克隆区带阴性；对糖皮质激素治疗反应良好。多发性硬化患者多于少年后发病，女性多于男性；可无前驱症状；极少出现癫痫发作；可多次反复发作；随时间进展可复发或有新病灶出现；脑脊液白细胞计数低于 50 个，寡克隆区带阳性者居多；对糖皮质激素治疗不十分敏感。

四、急性治疗

由于急性播散性脑脊髓炎患者通常有发热、脑膜症状、急性脑病以及血液和脑脊液中有炎症迹象，因此首先考虑使用抗生素和/或阿昔洛韦治疗，直到排除感染原因。大剂量静脉注射皮质类固醇3~5天是急性播散性脑脊髓炎的主要和最常见的首次治疗方法，皮质类固醇可与抗生素和阿昔洛韦同时使用。如果对皮质类固醇没有反应，建议使用血浆置换（PLEX）。如果对PLEX没有反应，建议使用静脉注射免疫球蛋白（IVIG）。推荐皮质类固醇和PLEX的证据强度为中度。IVIG建议的证据不足。值得注意的是，没有研究将IVIG治疗与皮质类固醇或血浆置换进行比较，当皮质类固醇失效时，是否应首先使用PLEX或IVIG存在争议。

五、预测与管理

大多数急性播散性脑脊髓炎患儿预后良好。恢复通常是一个缓慢的过程，持续4~6周，大多数患有急性播散性脑脊髓炎的儿童都能完全恢复。60%~90%的患者没有神经功能缺陷。据报道，那些有残留症状的儿童有横断性脊髓炎（脊髓炎症发作）、复发性头痛和行为问题的症状。病变的位置和炎症性病变的程度似乎对预后没有任何预测价值。通常，随访MRI显示大多数急性播散性脑脊髓炎病例的异常完全或部分消退。MOG抗体阳性的儿童不太可能被诊断患有多发性硬化症，但有些患有视神经炎或横贯性脊髓炎复发，随后被诊断为NMOSD。

六、长期护理

通常需要长期临床随访和 MRI 序列成像来确认急性播散性脑脊髓炎的诊断。如果出现新病灶复发，则不符合单相急性播散性脑脊髓炎的诊断，根据临床和影像学特征，可能提示正确诊断为多相急性播散性脑脊髓炎或多发性硬化。虽然没有达成共识，但一些医生建议儿童接受长达 5 年的随访 MRI，以确保在最初的急性播散性脑脊髓炎发作后没有新的炎症活动；即确认诊断不是多发性硬化。

又是周五，上门诊的小包医生干劲满满 ~

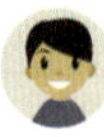

小四：医生，我家小孩几天前发烧后，身上开始长红疹，这几天身上的红疹开始要好了，却突然又发高烧，还会头昏、头痛、身上没有力气 ~ 医生你快帮我看看！≧﹏≦

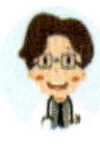

小包：除了这些还有其他不舒服么，会不会抽筋，手脚梆梆硬，总想睡觉，或者呕吐和走路不稳这些的？

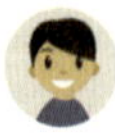

小四：有的有的，我看他最近总是想睡觉，意识有点不清，医生，我家孩子是不是病得很重啊？

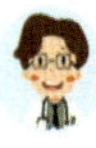

小包：根据你说的病史，我怀疑是急性播散性脑脊髓炎，我们做些检查，确诊一下吧。

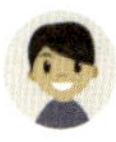

小四：医生，我家孩子的结果出来了，说头有问题啊，这个病有得治么？我家宝宝平时可乖了

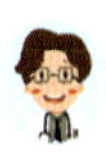

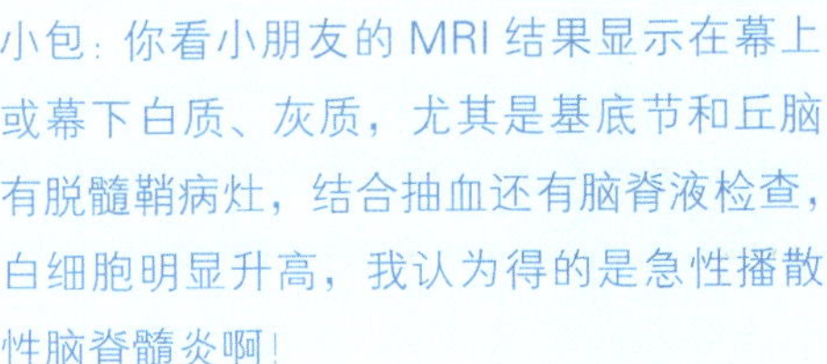

小包：你看小朋友的 MRI 结果显示在幕上或幕下白质、灰质，尤其是基底节和丘脑有脱髓鞘病灶，结合抽血还有脑脊液检查，白细胞明显升高，我认为得的是急性播散性脑脊髓炎啊！

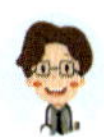

小包：你不要太担心，我给你们开一些抗感染的药，然后还需要用 3~5 天的激素，这是目前最主要和最常见的首次治疗方法。到时候根据疗效，我们再适当调整治疗方案。

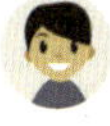

小四：好的，谢谢您包大夫！

5 天后……

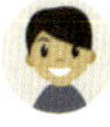

小四：医生，怎么我家宝宝还是没有好啊，你不是说这是最常用的治疗方法么？

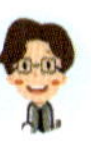

小包：是的，但是你家宝宝对皮质类固醇没有反应，建议使用血浆置换哦！如果还是没有用，我们只能建议使用静脉注射免疫球蛋白啦ヾ(≧へ≦)〃

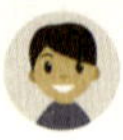

小四：大夫，你说这个病会不会留下什么后遗症啊？我家宝宝本来那么聪明的，不会变笨吧(╯□╰)

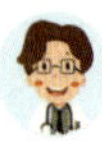

小包：大多数的患儿都能完全恢复，但是需要一个漫长的过程，要 4~6 周哦！

……

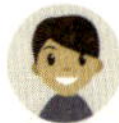

小四：急性播散性脑脊髓炎会遗传么？

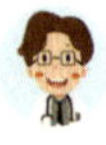

小包答：ADEM 被认为是对过去感染的自身免疫反应。自身免疫可能具有遗传成分，但似乎也由其他因素引起哦！

小四：急性播散性脑脊髓炎会传染吗？

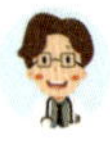

小包答：急性播散性脑脊髓炎被认为是一种自身免疫反应。自身免疫不具有传染性。

小四：是否每个感染者都会患上急性播散性脑脊髓炎？

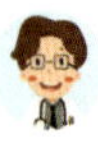

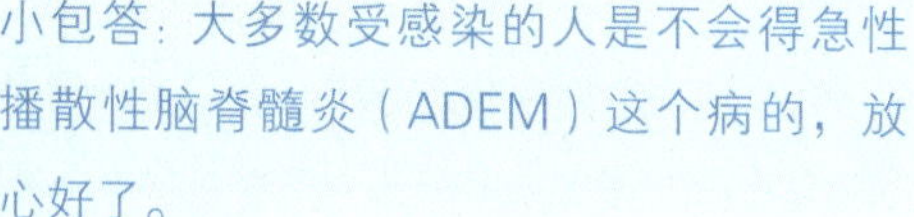

小包答：大多数受感染的人是不会得急性播散性脑脊髓炎（ADEM）这个病的，放心好了。

第 9 章　人嗜 T 淋巴细胞病毒相关性脊髓病（HAM）

一、HAM 的概况

HTLV-1 相关脊髓病（HAM）是一种进展缓慢的慢性脊髓疾病，见于 HTLV-1 病毒感染患者，这种病毒会导致疼痛性僵硬和腿部的无力。HAM 也被称为慢性进行性脊髓病或热带痉挛性下肢瘫（TSP）。

二、HAM 的致病病毒

HTLV，全称是 Human T-lymphotropic virus，即人嗜 T 淋巴细胞病毒，是一种逆转录病毒。

HTLV 是 20 世纪 70 年代后期在日本 Miyoshi 发现第一个人类逆转录病毒，包括Ⅰ型（HTLV-Ⅰ）和Ⅱ型（HTLV-Ⅱ）。分别可引起 T 细胞白血病和毛细胞白血病。此外，还可引发热带痉挛性下肢瘫（TSP）以及在日本流行区的 HTLV-1 相关的脊髓病（HAM，实则为 TSP 的不同阶段）。据估计，全世界有 1000 万~2000 万人感染了 HTLV-1 病毒。虽然 HTLV-1 病毒在世界各地都存在，但实际上，HTLV-I 的三个流行区分别是日本西南部、加勒比海地区和非洲中部。HTLV-1 病毒测试阳性的人大多数不会有活动性疾病，称为 HTLV 携带者。

HTLV-1 病毒主要是通过人体分泌物和血液从感染者传播到非感染者：

①性接触、新鲜血液输血或通过重复使用受污染的针头。②母乳喂养从母亲传给儿童。

以下行为并不会传播 HTLV-1 病毒：日常的随意接触，比如握手、拥抱、分享家庭和工作场所，包括洗手间。

出现以下情况时应注意：①病毒检测呈阳性的女性不应该母乳喂养。②医疗从业人员在处理感染患者的身体分泌物和患者接触的尖锐器具时。③通过安全性行为（如安全套或禁欲）和避免共用针头，可以减少病毒的传播。

三、什么人、什么时候会得到 HAM/TSP

在全世界 1 千万到 2 千万感染了 HTLV-1 病毒的人中，0.25%~3% 的感染者会发展成 HAM/TSP。（另外 2% 感染了 HTLV-1 病毒的人会患上严重的白血病：成人 T 细胞白血病或淋巴瘤）。绝大多数感染 HTLV-1 病毒的人不会表现出疾病的迹象或症状。

然而，在很少的一部分 HTLV-1 病毒感染的人中，可以出现脊髓炎症（肿胀）。免疫系统在应对病毒的攻击时，淋巴细胞将会释放一种叫作细胞因子的化学物质，它不仅杀死被感染的细胞，还会对神经造成损伤。当免疫系统对病毒的反应导致脊髓神经损伤时，腿部将逐渐失去力量和柔韧性。

HAM/TSP 的症状通常出现在 30~50 岁。这种疾病罕见于儿童时期。常常在感染开始后数年都未被发现，而在此期间传染给他人。

四、HAM/TSP 与多发性硬化有何不同

许多有症状的 HAM/ TSP 被发现可以同时符合多发性硬化的诊断。HAM/TSP 可存在类似原发进展型多发性硬化的临床表现，神经功能的持续恶化并且没有任何明显的复发（也称为发作期）或缓解期。

五、HAM 的症状

在 HTLV 的感染过程中，身体的免疫反应可以损伤神经组织，引发以下多种症状：

①超过 90% 的患者会出现腿部的疼痛、僵硬和 / 或虚弱无力，这种情形会导致绊倒、爬楼梯困难或从低矮的椅子起身困难。

②超过 90% 的患者会出现排尿困难和膀胱症状。包括尿频（去厕所小便的次数增加）、尿急（需要拉的尿很少但每次都很迫切）、夜尿（夜间必须起床一次以上拉尿）、大小便失禁（不能及时赶到厕所）和尿潴留（膀胱不会完全排空，且尿潴留数量不会超过膀胱内的正常尿量，会导致膀胱感染和肾脏感染）

③肠功能缓慢，导致便秘。

④大约有 50% 的人会失去脚部的感觉，有刺痛感，碰到皮肤时感到不舒服，还有腰痛。此外，

⑤多达 20% 的人可能也经历过：耳聋，复视，不正确估计完成某一特定任务所需的运动量的倾向（不对称），夸张的反应，面瘫和震颤。

⑥神经的炎症也会导致男性阳痿或勃起功能障碍。

六、HAM 的诊断

①血液检测 HTLV-1 的抗体。虽然抗体的存在对于 HAM/TSP 的诊断至关重要，但这还不够，因为大多数具有抗体的人没有 HAM/TSP。

②血液涂片检测花细胞（也见于携带者）

③脊髓穿刺（腰椎穿刺）检测 HTLV-1 的抗体并排除其他原因

④大脑和脊髓的磁共振成像（MRI）

⑤诱发电位（EPs）测量大脑特定感觉神经通路刺激下的电活动。EPs 能够检测到由这些途径脱髓鞘引起的电传导减慢，即便是这种变化太细微，无法被人察觉或在神经系统检查中没能够被发现。

⑥肌电图（EMG）测量肌肉的电脉冲。

七、HAM 的治疗

虽然目前并没有治愈 HAM/TSP 的方法，但是有很多治疗方法可以改善这些症状。

①痉挛（肌肉僵硬）可以通过药物治疗，包括巴克洛芬或替扎尼定。②尿路症状，如尿频、尿急或夜尿（需要在晚上起床小便），可以用一些膀胱药物中的任何一种来治疗，包括羟丁基宁、达里芬那辛、坦索洛辛、特拉唑嗪等（具体使用建议咨询专科医师），这些药物会减少膀胱肌肉的活动。③膀胱感染用抗生素治疗。④便秘可通过增加饮食中的纤维含量来治疗，如果需要，可以通过泻药、栓剂和灌肠来治疗。⑤ 疼痛可以通过减轻神经疼痛的药物或非甾体抗炎药物来缓解。⑥皮质激素有时被用来减少脊髓的炎症。

八、HAM 的预后

HAM/TSP 是一种进行性神经障碍，很少致命。大多数人在确诊后能活上几十年。这种疾病的并发症——如严重的尿路感染和/或皮肤上的压疮——可能导致预后较差。充分的膀胱管理，良好的皮肤护理和康复策略（包括物理和职业治疗）可以改善个人的预后。

该病的病程是可变的，但大多数的病情变化发生在症状出现后的最初几年。在此之后，病情趋于稳定，恶化更缓慢。有些人有轻微的残疾，但不会对他们的生活造成太大的影响。在 HAM/TSP 多年后，有一半以上的人最终可能需要坐轮椅。

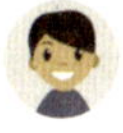

小四问：什么叫 HAM？

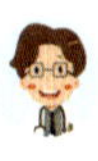

小包答：HAM 是人嗜 T 淋巴细胞病毒相关脊髓病的英文单词首字母的缩写。

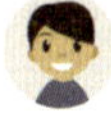

小四问：为什么 HAM 和 TSP 合并成一个病症名称？

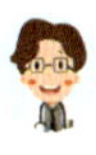

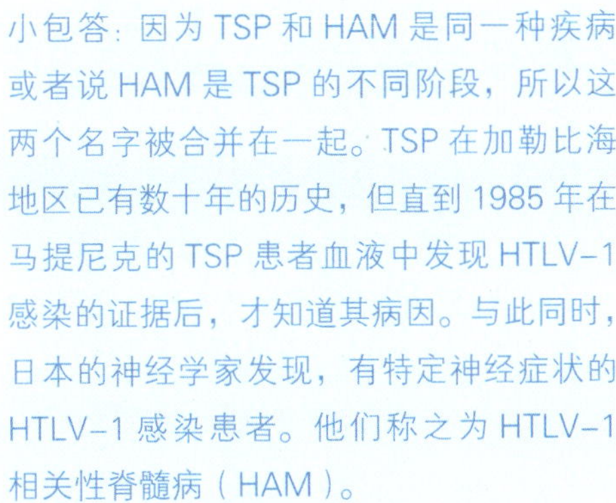

小包答：因为 TSP 和 HAM 是同一种疾病或者说 HAM 是 TSP 的不同阶段，所以这两个名字被合并在一起。TSP 在加勒比海地区已有数十年的历史，但直到 1985 年在马提尼克的 TSP 患者血液中发现 HTLV-1 感染的证据后，才知道其病因。与此同时，日本的神经学家发现，有特定神经症状的 HTLV-1 感染患者。他们称之为 HTLV-1 相关性脊髓病（HAM）。

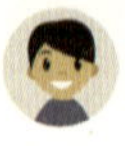

小四问：男性和女性通过性接触感染 HTLV-1 病毒的风险是否相同？

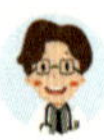

小包答：女性比男性更容易感染。在日本夫妇中，只有 10% 的男性在与受感染的女性相处 10 年后检测出病毒呈阳性，但如果男性呈阳性，80% 的女性将被感染。

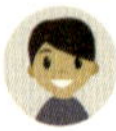

小四问：HTLV-1 还会引起其他什么情况？

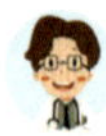

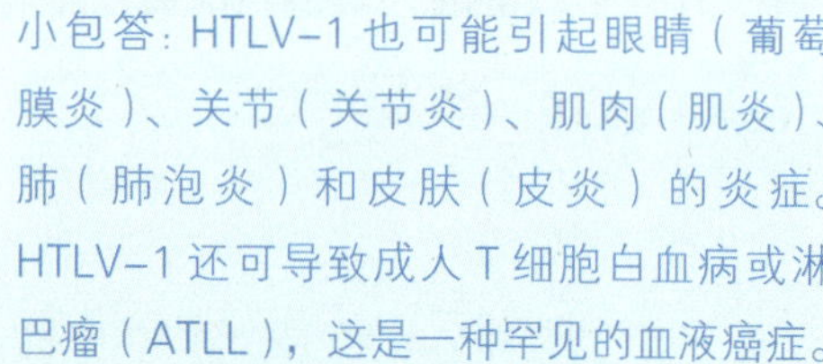

小包答：HTLV-1 也可能引起眼睛（葡萄膜炎）、关节（关节炎）、肌肉（肌炎）、肺（肺泡炎）和皮肤（皮炎）的炎症。HTLV-1 还可导致成人 T 细胞白血病或淋巴瘤（ATLL），这是一种罕见的血液癌症。

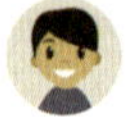

小四问：HTLV-2 是什么？

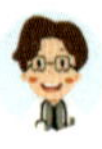

小包答：HTLV-2 感染类似于 HTLV-1，但似乎不太可能引起疾病。血液恶性肿瘤与感染无关，尽管有类似 HAM/TSP 的神经系统疾病报道，但这些病例非常罕见，而且尚不清楚它们是否真的可以归因于 HTLV-2 感染。

第 10 章　其他类型的原发脱髓鞘疾病

第 1 节　急性弛缓性脊髓炎

急性弛缓性脊髓炎（AFM）是一种影响中枢神经系统特别是脊髓灰质的罕见病，是横贯性脊髓炎的一种变异或亚型，主要症状为脊髓损伤引起的肌肉无力或瘫痪，该疾病多发于儿童之间，大部分 AFM 初期患者表现为眼睛、舌头等部位运动困难，随后向外发展失去对四肢的控制能力，最终蔓延到全身。

一、流行病学

目前还没有确切的研究来确定具体受 AFM 影响的人数，但是从 2014 年 8 月到 2015 年 7 月，美国疾病控制和预防中心证实了来自 34 个州的 120 份患有 AFM 的儿童报告，90% 的患者年龄在 4 岁至 18 岁，但最近的病例主要影响 18 岁以下的儿童。目前暂未见到中国关于急性迟缓性脊髓炎流行病学的报道。

AFM 的病因目前尚不明确，有证据表明肠病毒 EV-D681 可能是引起这种疾病的原因。通过血液检测，研究人员发现许多 AFM 患者的血液样本中含有该病毒，但研究人员未能在患者脑脊液中找到这种病原体。

二、诊断工具

腰椎穿刺：尚无特异性，排他诊断。

MRI 表现：早期 MRI 可表现正常，后期 MRI 可显示广泛的灰质受累。

神经传导研究（EMG）：确定是否对下运动神经元有损伤。

抽血、呼吸道样本或收集其他体液：确定是否存在病毒或传染性成分。

三、临床表现

临床表现：四肢无力、面部或眼睑下垂及吞咽困难等。

- 四肢无力：单侧肢体无力、部分瘫痪或完全瘫痪。
- AFM 患者的肢体或肌肉结构表现为虚弱、乏力或无力，而典型的横断面脊髓炎表现为痉挛性。
- 感觉、肠和膀胱功能可以保持完整。
- 虚弱程度差别很大，从轻微到非常严重。

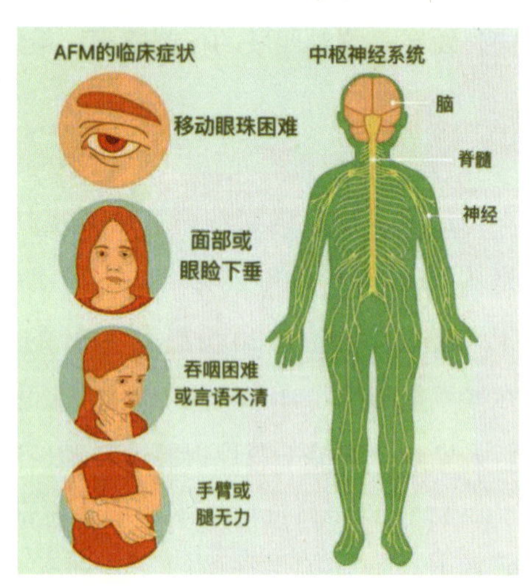

四、治疗

AFM 迄今尚无公认的治疗标准，具体治疗和干预措施尚未确定。横贯性脊髓炎的治疗方法已经被使用，但还没有被证明对

AFM 有益。AFM 目前采用的急性治疗方法为 TM（高剂量 IV 类固醇、IVIg、血浆置换），目的是试图减少脊髓炎症，并进一步防止个人免疫系统的攻击。但治疗必须个体化，患者应与他们的以医生讨论治疗建议。同时物理治疗也有利于急性弛缓性脊髓炎的恢复。

五、预后和管理

在急性期治疗之后，改善肢体功能和预防瘫痪等继发性并发症的康复护理是必不可少的，主要包括生理和心理调节。生理调节主要包括肠道和膀胱的管理、性行为和皮肤完整性的维护、日常生活活动管理等。心理调节主要是接受有关 TM 对情绪调节的影响的教育，并定期筛查与临床抑郁症相一致的症状的发展。此外，在康复过程中尽早开始职业和物理治疗，以防止因皮肤破裂和软组织挛缩导致活动范围缩小而导致的不活动等问题。

话说，这一天小包医生的门诊来了几个特殊的客人……

……

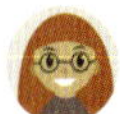

小池：全身乏力，只想瘫在地上！

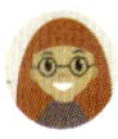

小池：我才 6 岁，为啥我的脸和眼下垂的像老太太，不开心！

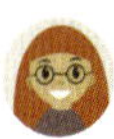

小池：现在连我最爱的热狗我都难以吞咽，o(╥﹏╥)o！

小包：别急，让我仔细瞧一瞧

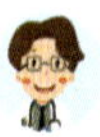

小包：原来是病毒侵入了你们的脊髓啊！脊髓对我们可重要了，脊髓主要由中央的蝴蝶形灰质（神经元）和周边的白质（相当于连接大脑和脊髓的电线丝）组成。

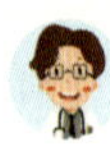

小包：脊髓主要听从脑这个“司令”的指挥，指导人体各部位的运动、感觉等的产生。

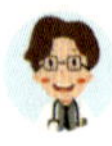

小包：为此，脊髓不好了，你们会出现四肢乏力、吞咽困难等一系列症状。

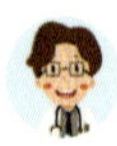

小包：小朋友，振作起来！

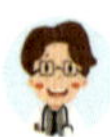

小包：虽然对于 AFM 暂时没有明确的治疗方案，但是别放弃治疗啊！

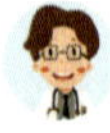

小包：遵从医生推荐的治疗方案再进行康复护理，至少能防止病毒继续攻击你的脊髓啊，加油，小朋友，你可以的！

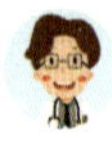

第 2 节　Balo’s 病

Balo's 病是一种罕见的中枢神经系统脱髓鞘疾病，被认为是多发性硬化罕见的、具有侵袭性的变异型，可在数周至数月进展导致死亡。特征病理学改变是正常的髓鞘保留区（并非正常的髓鞘区，具体形成机制尚不明确）与髓鞘脱失区交互排列，形成典型的同心圆病灶，为此 Balo's 病又称为 Balo 同心圆硬化（Balo's concentric sclerosis，BCS）。

一、临床表现

Balo's 病的症状因受影响的脑区而异，与多发性硬化症的症状相似，但本病较多发性 硬化更严重且多为单相进展病程：

肌肉痉挛

瘫痪（失去移动身体某个部位能力）

癫痫

认知丧失（处理信息困难，有记忆或执行功能）

失语症（说话或理解困难）

头痛、高烧

二、影像表现

Balo's 病病灶的神经影像学极具特征性，1986 年首次报道了 MRI 可用于生前诊断本病。

CT 平扫：多为皮质或皮质下大片状低密度灶。

MRI 平扫：各扫描序列上均可见典型的圆或类圆形影像，早期可见“煎蛋样”表现，随着病程进展可见年轮样同心圆带，但同心圆带可具有象限性，如扇形，跑道样，也可呈玫瑰花瓣、层状波浪样，一般在发病后 0.5~3.0 个月。

MRI 增强：可见半环形、“C” 形或双层条带强化，强化主要表现在 T1WI 或 T2WI 为等密度处，即病变的边缘。

DWI 信号随时间由强变弱。

同心圆（层）带可存在一定时期。

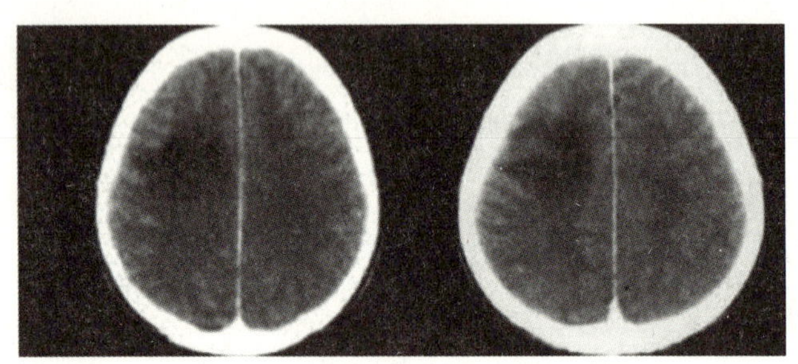

CT 平扫：额顶交界皮层下大片状低密度灶。

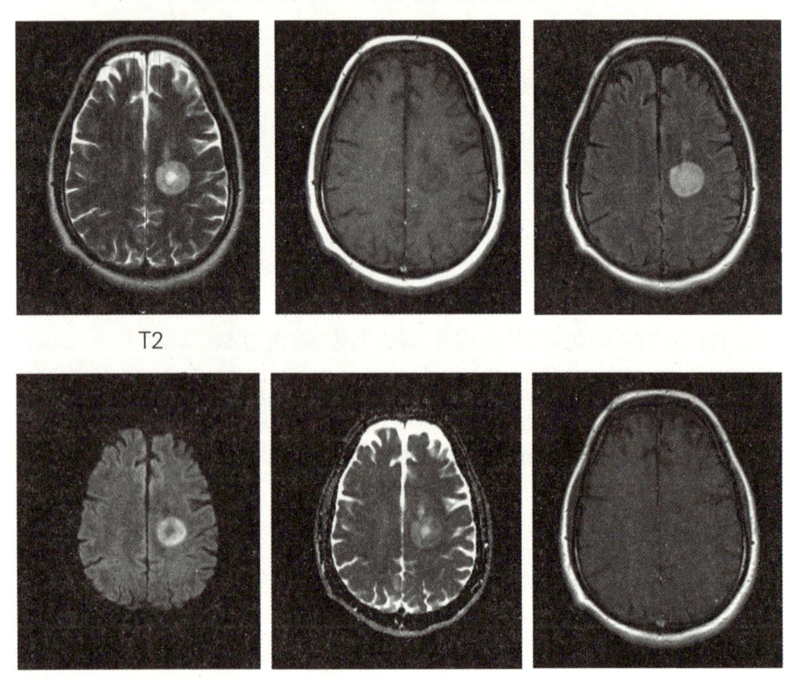

MRI：示左侧脑室周围白质病变。

- 呈长 T1 长 T2 信号影，FLAIR 呈高信号，呈同心圆改变。
- DWI 呈高信号，其内可见环状不同信号影，ADC 图呈高信号（考虑为 T2 穿透效应）。
- 部分病灶于 T1WI 可见多发环状高低不等信号影，呈同心圆样改变。
- 注入 Gd-DTPA 后病变边缘可见线条状环形轻度强化，病灶中心未见明显异常强化影。

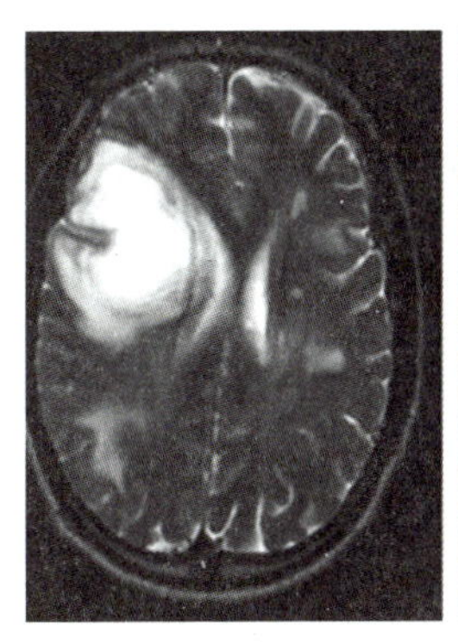
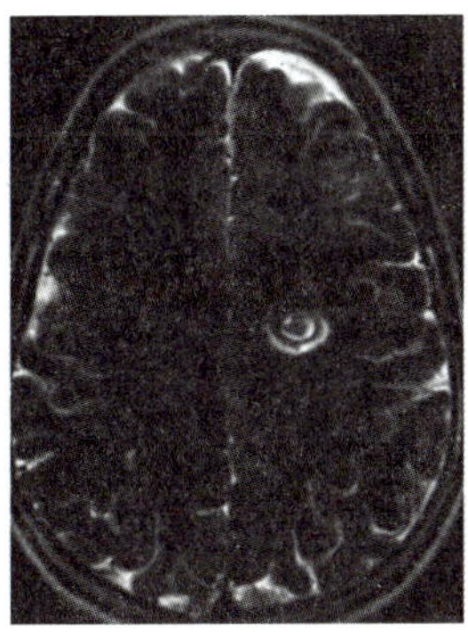
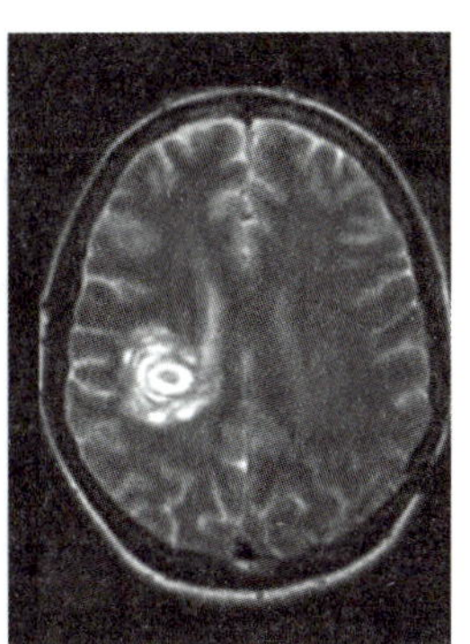

其他表现形式的“同心圆征”。

三、诊断工具

神经学检查：检查一个人的活动能力、肌力、协调性、感觉、记忆和思维功能、语言和视觉等

颅脑、视神经及脊髓 MRI 扫描

腰椎穿刺：检测脑脊液，多正常

诱发电位（EP）检测：有助于发现神经、脊髓、视神经或脑干的病变或受损区域

四、诊断标准

BCS的诊断国内外尚无统一标准，目前多使用1994年Sekijima等提出的诊断标准。青壮年，女性多见；急性或亚急性起病；最常见的临床表现是头痛、失语、偏瘫、认知或行为异常和癫痫发作；头颅MRI显示同心圆结构；病理活组织检查：对影像学检查不典型者，而且需要特殊髓鞘染色。

五、治疗

对于Balo's病目前尚无公认的特异性治疗方法，目前皮质类固醇激素为同心圆硬化症的一线治疗药物。多数报道静脉应用大剂量皮质类固醇激素后临床症状可改善，临床症状改善但未必出现影像学病灶减少，对皮质类固醇激素治疗无反应的患者亦可考虑血浆置换。

六、预后

BCS常被认为是多发性硬化的一种变异型，是一种快速致死性疾病。部分BCS经过正规激素冲击治疗后，复发率很低，预后良好，呈良性临床过程。

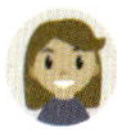

小彤：小包医生，最近我很奇怪，每天就像失忆了一样，记不住事。我这是怎么了？

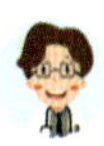

小包：这判断有点艰难，先做个头颅磁共振吧（磁共振没有辐射，别怕哦）！

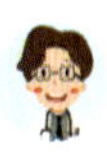

小包：原来你的脑袋里长了一个“洋葱样”的病灶，这就是典型的Balo’s病病灶，因为病灶长得像洋葱，所以这个病也可以叫作同心圆硬化。

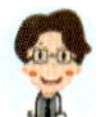

小包：看！是不是很像洋葱。

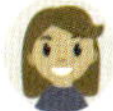

小彤：是的，医生，真的是这样的。

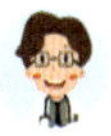

小包：其实，同心圆硬化症的本质就是脱髓病变，会产生一系列髓鞘脱失后的非典型症状，与多发性硬化症状相似，比如记忆缺失、瘫痪、失语等。

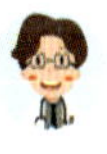

小包：对于同心圆硬化症暂没有针对性的药物，皮质类固醇激素是最常用的药物，静脉应用后可以改善临床症。

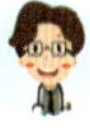

小包：当然，当面对记忆缺失，思考问题困难等给自己生活带来困扰时，进行心理治疗也是必要滴，驱赶走烦恼，才更有利于疾病的治疗。

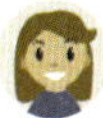

小彤：好的，谢谢医生。

第 3 节　Schilder's 病

Schilder 病又称弥漫性硬化，弥漫性轴周性脑炎，为一组罕见的年轻者易受累的 CNS 脱髓鞘性疾病，急性或亚急性起病并逐渐进展，间断恶化或进行性恶化，偶尔出现停滞，在数月或数年内可完全残疾或死亡。Schilder 病在 1912 年首先由 Paul Schilder 描述，Schilder 病多见于儿童和青少年，多为散发性，病变主要位于大脑半球白质，以枕叶为主，顶及额叶亦可受累，双侧受损，多一侧较重。组织学上表现为典型的脱髓鞘改变，类似多发性硬化，随着病情的发展，会出现越来越大的脱髓鞘斑块，干扰运动、语言、性格、听力和视力，最终影响呼吸、心率、血压等重要功能。Schilder 病与 Addison–Schilder 病（肾上腺素代谢障碍）不同，后者是一种罕见的遗传性疾病，其特征是髓鞘的生化异常。

Schilder 病的原因尚不清楚。Schilder 病通常发生在感染性疾病后不久，可能以头痛、全身不适或疾病和发烧开始。症状是由于大脑和脊髓大面积脱髓鞘导致神经信号传输缓慢引起。

一、临床表现

身体一侧虚弱（偏瘫）
运动迟缓（精神运动迟缓）
癫痫
语言障碍（构音障碍）

视力和听力受损

易怒、人格改变

记忆障碍

逐渐失去意识和反应能力

随着时间的推移，患者逐渐消瘦，营养不良

随着病情的发展，肠道和膀胱功能逐渐丧失

晚期可出现呼吸、血压和心率等重要功能的改变

二、诊断工具

脑脊液：一般表现正常；细胞数、蛋白质及 IgG 含量可增高，可出现寡克隆区带。

脑电图：可见枕、颞区慢波、棘波及棘－慢复合波。

诱发电位：视 / 听觉诱发电位多有异常。

影像学表现：影像学表现无特征性表现。

CT 可显示脑白质大片状低密度区，常为多发性，以枕、顶和颞区为主，累及两侧半球，常不对称，以一侧为主。病变首先发生在枕叶，随访可以观察到病变逐渐向前、向上、向对侧扩展。MRI 可见上述区域长 T1 长 T2 异常信号，FLAIR 及 ADC 呈高信号，病灶周边可增强。磁共振波谱分析（MRS）可见：NAA 峰下降，NAA/Cr，Cho，Cho/Cr，lac 通常升高。

三、诊断标准

1986 年，Poser 等建立严格的 Schilder 病的非侵入性诊断标准。诊断标准可概括为：

（1）临床症状和体征为非典型早期多发性硬化样表现，如双侧视神经受累、颅内压增高体征、失语症和精神症状等，外周神经系统无受累。

（2）脑脊液正常或非典型多发性硬化脑脊液改变。

（3）颅脑影像学显示一个或两个对称性双侧至少 2cm × 3cm 的病灶，三维尺寸中有两个达 2cm，累及双侧大脑半球的半卵圆中心。

（4）症状出现前无发热、病毒或支原体感染、疫苗接种。

（5）血清极长链脂肪酸浓度正常。尽管根据 Poser 提出的临床标准，鉴别颅内肿瘤与脱髓鞘病仍存在困难，侵入性措施目前仍作为金标准。

四、治疗

Schilder 病迄今尚无公认的治疗标准，其治疗目标是缓解症状，尽可能长时间地维持功能，后期一般采用物理治疗、职业治疗和营养支持。皮质类固醇已被证明对某些病人有效，对于皮质类固醇激无效的快速进展患者，可尝试用于多发性硬化治疗的其他治疗方法，如干扰素和 / 或免疫抑制药物。

第一天：发烧卧床。

第二天：头晕，四肢乏力，站立不稳 Schilder's 病。

第三天：哪怕和小白面对面拥抱也听不见她对我的呼唤（听力下降）。

最后：日渐消瘦，生活无法自理。

Schilder 病通常发生在感染性疾病后不久，可能以头痛、发烧开始，也属于脱髓鞘疾病。

由于大脑和脊髓大面积脱髓鞘，导致身体各部位不再听从“脑司令”和“脊髓指挥官”的指导，神经信号传输缓慢，从而引起一系列表现，如听 / 视力下降、瘫痪等，病情多呈进行性恶化状态。

Schilder's 病如此恶毒，它会逐渐侵蚀身体多个系统，为此目前尚无明确的治疗标准，但是，黑仔，别放弃啊，啥对症治疗、物理治疗等咋也得坚持治啊，同时再用点皮质激素，万一管用了呢？

第 4 节　其他罕见脱髓鞘疾病

相对而言，多发性硬化（MS）、视神经脊髓炎谱系疾病（NMOSD）、急性播散性脑脊髓炎（ADEM）还较为常见，而急性出血性脑白质炎（AHLE）、瘤样脱髓鞘病变（TDL）、Bal ó 同心圆硬化（BCS）、Schilder 病（SD）、Marburg 型 MS（MMS）等在临床上更为罕见。同心圆硬化（BCS）和 Schilder 病在前面章节已有介绍，本节针对前面未介绍的几种罕见脱髓鞘疾病的临床和影像表现予以描述。

一、急性出血性脑白质炎（AHLE）

急性出血性脑白质炎（AHLE）也称为 Hurst 急性坏死性出血性脑白质炎，或称为 Hurst 病，是一种非常罕见的脱髓鞘疾病。其起病急骤、快速进展，预后不佳，常伴严重的脑病和多灶性中枢神经系统症状，因为病灶在 MRI 上的表现类似于 ADEM（但合并出血），以往常常被认为是暴发性出血性急性播散性脑脊髓炎。

其病理学表现为纤维蛋白样血管坏死和微出血，伴有静脉周围脱髓鞘和脑膜炎。患者多预后不佳，常常在发病后 1 周内死亡。治疗上目前以激素和早期血浆置换治疗为主。

二、瘤样脱髓鞘（TDL）

瘤样脱髓鞘（TDL）是指在其他类型疾病脱髓鞘过程中形成的类肿瘤样病灶，并非一种独立性的脱髓鞘疾病类型。其临床表现为癫痫样发作、意识障碍、认知缺损和局灶性的神经系统体征。

影像学上表现为直径大于 2cm 的单个或多个病灶，有占位效应，病灶边缘表现为 T2 低信号、除边缘外表现为 ADC 低信号、病灶周边轻至中度水肿，增强扫描呈开环样强化、周围小静脉增强，磁共振波谱（MRS）提示谷氨酸 – 谷氨酰胺峰增加或 Cho/NAA 增加。根据其在 MRI 上是表现不同可以分为四种类型：环形增强型、浸润型、巨大型和类似 Baló 型。

其病理表现类似于典型的多发性硬化病灶，脱髓鞘但周围轴突保留，泡沫巨噬细胞与反应性星形胶质细胞共同导致炎症浸润、血管周围和组织细胞内淋巴细胞浸润。腰穿可以出现脑脊液蛋白明显增厚或轻度脑脊液细胞增多，OB 试验阳性。

治疗以大量激素和血浆置换治疗、脱水降颅压为主，也可使用环磷酰胺和利妥昔单抗。患者的治疗预后取决于疾病潜在的病理过程。

三、Marburg 型多发性硬化（MMS）

Marburg 型多发性硬化是一种急性暴发性脱髓鞘疾病，最早由 Marburg 描述（1906 年），也称恶性多发性硬化。患者常表现为急性病程，快速进展，癫痫样发作、头痛、呕吐、双侧视神经炎，偏瘫或截瘫、步态障碍及多灶性认知障碍。

病理表现类似与多发性硬化，可见巨噬细胞浸润、轴索损伤性坏死，局灶或融合性细胞脱髓鞘区，也可见大量星形胶质细胞。脑脊液检查 OB 为阴性。典型 MRI 表现为脑室周围、皮质、深部白质、脑干、小脑或脊髓的多灶性脱髓鞘病灶，直径较大，针剂明显增强。

治疗上多用大剂量激素和血浆置换，或高质量的环磷酰胺。MMS 在发病后 1 年内死亡，与脑干直接受累或颅内压升高有关。

对于罕见脱髓鞘病变，目前也没有确切的治疗方法，病情发展也快，可以采用激素及血浆置换等治疗方法。

勇往直前，与“罕见脱髓鞘”疾病这一恶魔斗争到底。

第11章　情绪与认知管理

第1节　压力与控制压力

一、与疾病有关的压力

在美国，国家多发性硬化症协会卫生保健和政策研究室的主任尼古拉斯·拉罗卡博士称：“压力与担心压力有关。”如果你认为压力可能导致病情进展或恶化，那么你可能会过度的主观或客观控制你的压力。但事实上，压力导致病情变化这一点从来没有得到明确的证实。

不少从事多发性硬化诊治和研究的人员也同意这种看法。“人们可能会担心任何使他们的疾病变得更糟的事情，而担心本身会成为另一种压力”。此外，朋友或家人可能会因为压力而感到自责或内疚，认为他们的疏忽会使自己亲朋的多发性硬化病情恶化。

对于此，首先要知道的是，过大的压力会使我们感觉更糟。“毫无疑问，在生活中我们可以观察到这样的现象，压力过大和不良健康事件之间存在一般意义上的联系，”拉罗卡博士说，“但它们之间的具体联系或何种情况下如何运作的并不清楚。”那么，对于多发性硬化或NMOSD患者而言，压力会使病情变得更糟吗？个人认为我们需要更深入地关注并尝试以科学严谨的方式来定义压力，然后将其与免疫系统发生的事情联系起来。加州大学旧金山分校精神和神经病学系副教授大卫·莫尔博士就 14 项关于多发性硬化和压力的研究进行荟萃分析（一种高级别的循证分析方法），发表在《英国医学杂志》（2004）的结果显示，虽然该现有的数据显示压力与病情进展或恶化之间存在关联，但莫尔小心指出许多变量，如药物、病毒或细菌感染可以影响到这一发现，包括时间也是一个主要影响因素。尽管如此，我们仍然没有确凿的证据表明压力会导致病情恶化，或者说在多发性硬化疾病的进程中，压力并非主要因素（Neurology. 2011）。

六、压力和多发性硬化

患有任何慢性疾病都会增加压力，多发性硬化也不例外。事实上，多发性硬化患者常见的压力包括：

- 诊断的不确定性（在明确诊断之前）。
- 多发性硬化病情的不可预测性。
- 一些隐藏症状（让患者感觉有可能会被别人误解）。
- 某些症状的可见性，特别是新出现的症状。
- 需要调整和重新适应不断变化的能力。
- 财务压力和对就业的担忧。
- 存在或可能存在的认知障碍。
- 失去控制（例如，出现和出现不可预测的症状）。
- 需要做出改善治疗的决定，并根据治疗情况调整方案。

许多患者认为压力和多发性硬化之间存在明确的联系。压力与多发性硬化或复发之间的关系被认为是可能的，但是在研究中没有得到有力的证明。

对于多发性硬化患者而言，和压力有关的症状像疲劳和肌肉紧张等也可能就是这种疾病的症状。所以，我们需要了解压力反应，并把它们和多发性硬化的症状区分开来，这将有助于在感受到压力时识别它们。

识别压力源，是驯服压力的第一步。这可能需要你最亲近的人来帮助你，找出他们认为已经给你带来压力的东西。但同时不要被他/她带给你压力所影响。

三、认知和压力

我们已经知道，超过一半的多发性硬化患者可以出现认知变化。与患者的其他症状一样，认知损害类型和程度因人而异。最常见的认知损害是思维速度或信息处理、学习和记忆新信息以及关注/持续关注的能力，此外，规划和解决问题能力受损的情况也相对普遍。

我们要知道的是，这些认知损害是大脑内多发性硬化病灶损害的结果。不是由压力、抑郁、药物或疲劳引起的。但所有这些因素也会影响思维并加重认知症状。在压力大时，任何人都容易出现忘事、难以集中注意力或难以做出决定的现象。但在多发性硬化患者出现这些情况时，可能会让患者感到困惑和担忧。这些与压力相关的失误是暂时的，并随着压力缓解而得到改善。

如果你注意自己存在到认知的症状，无论你认为可能的原因是什么，最为重要的是，要及时和你的医生报告和讨论你的这种体验。认知问题可能导致或加剧压力。任何能力的丧失都是有压力的，对认知受损的恐惧也是如此。

四、控制压力示范

压力管理可能延缓多发性硬化症的病情。控制压力的关键是要学会如何应对压力，而不是试图逃避压力。要记住，并没有一个“完全正确的方法”来应对压力。也不是周边的每一个人都会参与你的控制压力活动，也许仅仅是一部分成员会，而其他人很多时候可能会忽略它。

1. 尽情摆脱压力

分享你的想法和感受可以缓解压力。建立一个由了解你病情和困难的人构成的朋友圈是获得广泛帮助意见的一种方式。与他人交谈有时可以帮助你从新的视角看清引起压力原因。

2. 交流和分担

与家人和朋友交谈能够让他们更好地了解你的体验。有些人可以自己做，但有些人更喜欢在心理健康专业人士的帮助下，和生活中的重要人物进行交流。

3. 表达愤怒

让愤怒爆发出来可以缓解压力。而且这样做非常有效。表达愤怒后，你可能需要做几个循环的深呼吸，以帮助你恢复平静。表达愤怒可以缓解压力，但不会改变这种情况的原因。所以在恢复平静后，制定计划，面对让你如此愤怒的潜在情况。

4. 管理期望

患有多发性硬化的人经常在症状反反复复时会思索未来，特别是在功能受到明显损害或加重时。在同其他人交流你的感受时，提起多发性硬化是可变的，保持对未来期望的灵活性是关键。

5. 学会放松

放松并不是一件需要你来做决定是否需要做的事情。每个人都应学会放松。你需要发现什么对你放松有用，然后练习。事实上，并没有哪一种放松方式才是正确的，只要能放松都可以尝试。在安静的房间里阅读、听音乐、冥想或祷告会等形式都可以起到放松的效果。

6. 勇于尝试

到底哪种释放压力的方式更适合你？可以通过一个月左右的尝试。如果不起作用，就尝试另一种方法，或再试一种方法。通过放松来管理压力，不同时间采用不同方法可以更好地其作用。为了让你更容易释放压力，请允许自己花上一些时间，告诉大家自己需要一些独处的时间，不要为此感到内疚。

7. 深呼吸

深呼吸可以帮助缓解紧张，让你的身心感觉更舒适。深呼吸练习只需几分钟，几乎可以随时随地进行。尝试以深呼吸开始新的一天，然后在一天中重复几次。深呼吸也可以帮助你在可能有压力的事件之前得到放松。

8. 清醒头脑

对许多人来说，“净心”运动是一种令人愉快的放松运动。这看起来似乎很容易，但要做好它需要练习。如果注意力和注意力有困难，这项练习可能会令人沮丧。

9. 冥想

许多人发现冥想可以大大减轻他们生活中的压力。每天一到两次大约 15 分钟。尽量在每天的同一时间尝试冥想。

10. 自由想象

自由想象是冥想、清除思想、想象力和深呼吸的结合。通过可视化，你不仅可以看到吸引人的场景。可以通过三到四个深呼吸循环开始，并通过伸展和呼气结束。

11. 渐进性肌肉放松

渐进性肌肉放松通常用于帮助压力管理。并且，在你睡觉之前床上做完，可以帮助获得良好的睡眠。如果你每天锻炼两次，将会得到最大获益。如果有些肌肉群无法得到舒适地伸展，那就跳过去。

12. 理疗缓解肌肉紧张

如果某些肌肉处于明显的痉挛状态，用力拉这些肌肉群会引发痉挛。这个时候物理治疗师或其他多发性硬化医疗保健专业人士以更舒适的方式进行处理。

13. 传统的锻炼计划

任何定期进行的身体活动都可以减轻压力，改善身心健康。散步、游泳或园艺都可以缓解压力。

应对日常生活压力的最佳方法是学习如何更有效地管理它们。无论好坏，压力是生活中正常的一部分，每个人都会以不同的方式经历或感受压力。压力和多发性硬化之间的关系仍然不是十分的清楚，且很少被完全理解，正如 Kalb 博士所说，“在我们弄清楚它们之前，我们所能做的就是鼓励人们试图找出如何处理那些原本就属于生活一部分的压力。对任何人来说，这只能是双赢的局面。”

被确诊多发性硬化的人，总会有许多不同的担心与压力。

会出现什么症状呢？让我来百度一下……呜哇哇哇！！！我要死啦！

还能正常上班、养活自己，不成为家庭的负担吗？

感觉自己容易疲劳？

还要家人朋友们为我忧心，好自责、内疚……

担心是不是会变成这样 TAT

感觉自己容易疲劳？

别慌，医生来给出出主意！

首先，要认识压力、面对压力，要知道有压力是件很正常的事儿。

做好认知变化可能的心理准备，如：语言障碍、集中力减退等；及时与医生沟通、讨论。

要拥有想要去控制压力的意识。

记住，并没有“正确”的解压方法，只有“适合”各自的压力应对。

尽情放松自己。

可与家人、朋友交流，寻求安慰。

学会表达愤怒，释放压力。

听听音乐。

多尝试不同的放松方法，给自己时间，对自己宽容。

来，跟着我做几个深呼吸 ~~~~

尝试冥想放松，和面膜很搭喔 ~

跟随专业老师，瑜伽，有需要吗？

运动，了解一下？

第2节 愤怒

一、愤怒和多发性硬化

愤怒是多发性硬化患者病情的一部分。愤怒是一种正常的、适应性的人类情感，是一种需要改变某些事物的信号；愤怒也可能是抑郁症的症状。多发性硬化症患者的抑郁率比一般人群高三倍，这是患者要记住的事情。

德克萨斯理工大学神经精神和行为科学教授 Randolph B. Schiffer 博士表示，患有多发性硬化的人需要会处理两种愤怒。第一种是“存在的愤怒”：关于这一切的不公正。有多发性硬化是非常不公平的。第二种是“工具性愤怒”：这种愤怒源于患者受到的日常挫折。Schiffer 博士认为，这两种愤怒有根本上的联系。每名患者都必须接受这种不公正，然后在日常生活中学会平衡挫折。他指出愤怒可以助力解决问题。

根据克利夫兰诊所梅伦多发性硬化中心的临床心理学家佩吉克劳福德博士的说法，“愤怒经常出现。在诊断时，患者可能会对诊断所需的时间感到愤怒；当新症状出现时，愤怒可能会再次出现；当旧症状以新的方式出现时，愤怒可能再次出现。”

理解“愤怒是正常的”，这是第一步。它为我们寻求心理健康专业人士的帮助铺平了道路。愤怒可以剥夺你与多发性硬化一起生活所需的能量。愤怒可以成为不恰当行为的理由，可以在你和你所爱的人之间产生鸿沟。愤怒可以掩盖隐藏的感觉，如恐惧和无助。但重要的是，专业人士可以帮助你评估正常愤怒和抑郁之间的差异。

克劳福德医生问她的患者，“所有这些愤怒的回报是什么？”这是一个很难回答的问题。但如果要区分导致解决问题的愤怒和单纯的愤怒，那么必须回答这个问题。

全面评估有助于找出应对压力的方法，如你的生气程度，频率和时间。男人和女人往往表达不同的愤怒。男人更有可能表现出愤怒，他们变得自信，甚至欺凌。女性经常采取被动攻击行为，她们退回到沉默和怨恨中。但这两种行为都是由相同的基本内容构成的。找到你为什么发怒和什么时候发怒的根本原因，是为了以一种更健康的方式来解决问题。了解引发愤怒原因可以避免许多不必要的冲突。

二、什么时候引发愤怒

- 新症状。
- 将慢性病与智力丧失等同的人。
- 家人和朋友应该能够看到需要做什么，而无须另外解释情况。
- 需要每次参加定期活动或会议。
- 要求苛刻的社交活动或大家庭聚会。
- 竞技场或剧院最差观看区的残疾人座椅。
- 当移动性援助阻止你接近行动时，在社交场合感到被遗忘。
- 前往声称可以进去但实际上不能进去的餐馆、商店或酒店房间。
- 一些解决方案。

三、当你感觉到要发怒时

（1）做一些物理的释放：拍打枕头、撕纸（旧电话簿特别好）、发出尖叫声、散步、骑自行车或使用任何其他运动器材。你甚至可以试着在一张大纸作手指画，直到愤怒消失。

（2）音乐能让你平静下来：跳舞或摇晃音乐，尽可能大声地唱出你喜欢的歌。

（3）借用舒缓的水：淋浴、在浴缸中放松、游泳或者只是将手放在凉水盆中。

（4）练习"数到10"，然后转换到深呼吸或你学到的任何放松技巧。

（5）钻入书籍或视频中去，迷失在别人的生活中；让你的思想融入挑战性的填字游戏或拼图游戏中。

（6）祈祷或冥想：这些是管理愤怒的强大工具。为了帮助控制你的愤怒，请选择其中一些用于常规情绪维护。

（7）擅长沟通：你周围的人没有读心术。

（8）练习放松技巧：有很多可供选择：深呼吸，瑜伽，太极拳以及冥想。

（9）用愤怒日记来记录你的不满。

（10）与亲近的朋友、家人或同伴交谈，并考虑专业帮助。

（11）参与活动：隔离可能会引起愤怒。

（12）为自己设定合理的期望：将每个活动，任务或旅行分解为小的、定义的步骤。

（13）以简单的方式善待自己：例如，听鸟儿鸣叫，看日落、花园。

（14）善待别人：总会有人因为你的电话，电子邮件或访问而使他们的生活变得不一样。

（15）参加志愿者服务：它会与隔离做斗争，并会提醒你需要付出多少。你可能还有机会看到自己的情况并不是那么糟糕。

（16）用笑声来消除愤怒：观看视频或电视上的喜剧、收集漫画、读笑话书或者在网上查看笑话网站。

你可能有自己的恐惧，然后你将不得不重新开始第一步，查找让你愤怒的原因，这样你就不会切断通往最佳管理方式的道路。

多发性硬化患者常会感到愤怒，这是正常的。得了多发性硬化这个病，这件事本身就是不公平的。

我什么都没做，为什么偏偏是我得多发性硬化？！

可既然已经得了多发性硬化，就只能面对它，接受它，甚至利用它所产生的愤怒，解决问题。

得多发性硬化所带来的挫折，不能击倒我们；我们，总是不能被生活压垮的。

很多瞬间都可能引发愤怒，比如出现新症状，隐藏本质中恐慌的愤怒。

比如把得多发性硬化当作智力丧失。

比如认为家人朋友都清楚应该怎么做，事实上他们并不了解等。

当你感觉要发怒时，可以做一些物理释放，比如愤怒地撕纸！

或者出去骑自行车，欣赏美丽风景放飞心情。

摇晃音乐，唱歌跳舞随你喜欢。

水，光是看到，就感觉舒缓许多。

记得善待别人，善待自己。

第3节 抑郁

一、抑郁和多发性硬化

抑郁只是对多发性硬化的心理和情绪反应。但对于多发性硬化患者来说，抑郁较为常见，超过50%的患者可出现严重抑郁。这些抑郁症状的诊断取决于特定时间内存在的一组特定症状。正确的诊断才能获得有效的治疗。

但不幸的是，当同时提到“抑郁症”和“多发性硬化”时，有些人会说，“如果你被诊断患有多发性硬化，你当然会感到沮丧，”或者“如果你的行走能力受限你会感觉如何？刚遭受重大挫折？”我们的文化倾向于将抑郁症视为一种弱点或性格缺陷。但它并不是这样。单纯的意志力无法克服抑郁症，它往往需要用药物治疗和/或心理治疗（“谈话疗法”）来帮助人们恢复或改善并继续他们的生活。

研究人员发现，越来越多的证据表明，多发性硬化患者的抑郁症有一系列复杂的原因，包括多发性硬化引起的大脑和免疫系统的变化、遗传易感性、早期生活经历和当前情况。

许多多发性硬化患者的日常生活能力也会随着发生变化，并且可能会影响他们的情绪。无论抑郁症的原因是什么？是作为对多发性硬化相关挑战的反应，还是由于大脑或免疫系统的变化？都需要采取有效的干预措施。研究表明，对普通抑郁症患者有效的治疗对多发性硬化抑郁的患者也有效。

有时候可能很难确定情绪的困扰是由于多发性硬化疾病本身产生的抑郁还是抑郁症本身。现实情况是，有可能是其中一个或两个在发挥作用。它们往往发生在特定的时间：如被告知诊断或出现无法解释的症状时；复发、症状和功能恶化时；什么时候需要助行器；以及社会角色的变化时（如不能工作）。事实上，抑郁的人常常觉得他们没有理由感到如此沮丧。

有时多发性硬化患者、家庭成员和医生都很难识别抑郁症，因为它可能看起来进展缓慢或似乎与多发性硬化症状难以区分。一旦认识到抑郁症状，不要等待，立即寻求专业帮助。

抑郁症可以增加疲劳，增加疼痛症状，并能使思维和记忆问题显著恶化。事实上，抑郁能够使其他一切感觉更糟。最重要的是，抑郁症使人们面临自杀风险，这在多发性硬化患者中比在一般人群中更常见。

即使你不确定是抑郁症，也应该要求心理健康专家进行评估。治疗方法简单、安全、有效，因此你需要了解是否需要。

二、抑郁症的症状

这些症状的标志是它们的持久性。它们不是每个人在回应悲伤或痛苦事件时所经历的正常的、短暂的“忧郁”。

美国精神病学协会的诊断和统计精神障碍手册列出了以下诊断抑郁症的标准：

- 感到伤心，流泪，空虚，绝望或烦躁。
- 在大多数活动中失去兴趣或乐趣。
- 体重显著减轻或增加，或食欲显著减少或增加。
- 睡得太多或睡不着觉。
- 他人观察到的激动或减慢的运动。

- 疲劳或能量损耗。
- 莫名感到毫无价值或过分内疚。
- 思考，集中精力或做出决定的能力下降。
- 反复出现死亡或自杀的想象画面，或计划自杀，或企图自杀的想法。

以上五种或更多症状，包括前两种症状中的至少一种，一起发生至少两周，大部分时间或者几乎每天，代表该个体的功能的显著变化。重要的是不要将多发性硬化和抑郁症所共有的症状都归因于多发性硬化。

三、寻求帮忙

抗抑郁药有很多，但没有一种是魔法子弹。为了避免副作用，明智的做法是以尽可能低的剂量开始治疗，并逐渐增加剂量，直到副作用变得无法忍受，并且可以完全缓解抑郁症状，或达到最大剂量。这个过程不仅需要时间，而且可能需要几周才能看到最大剂量的影响。

重要的是要坚持下去。了解药物是否有效的唯一方法是采用最高推荐剂量或最高耐受剂量，并且用药时间足够长，才能证明其有效或无效。某种抗抑郁药可能对一个人有效，但对另一个人则无效。由于抗抑郁药物可能产生各种副作用，因此必须与你的医生讨论这些副作用，以便于有效管理。

单靠药物治疗并不能治愈抑郁症。药物治疗应与某种形式的心理治疗或咨询相结合。心理治疗有几种形式。它可能集中在一个特定的问题或问题上并且只持续到问题得到解决，或者可能持续改变随着时间的推移。例如，在诊断时来到的人可能想要每周或每隔一周继续开会，讨论如何适应多发性硬化，这些讨论可能会继续考虑工作，或什么时候告诉朋友和同事，或多发性硬化患者所面临的任何生活问题。心理治疗师还通过多发性硬化可能需要的生活变化为家庭提供支持。

无论谈话疗法采取何种形式，你与治疗师之间的良好“契合”至关重要。你应该觉得你可以提出任何话题。由于不是每个合格的治疗师都适合所有人，因此你可能需要多见几个，直到找到合适的治疗师为止。不要因为你没有与你遇到的第一位治疗师“契合”而放弃治疗的概念。当建立舒适的关系时，它可以帮助你了解自己的情绪并获得对生活的更多控制。虽然找到一位熟悉多发性硬化以及能够熟练应对慢性病挑战的治疗师是非常理想的情况，但这通常是不可能的。需要由你来告诉你的治疗师一般的多发性硬化情况以及你自己本身的特殊情况；大多数在多发性硬化的情感方面的专家从他们的患者那里了解了他们所知道的信息！你也应该鼓励你的治疗师和护理师在你的护理中与你进行沟通和协作。

四、最后

许多不同的因素导致多发性硬化患者抑郁发作的发生，包括遗传、大脑炎症过程、免疫系统变化、个体的应对方式、过去和现在的经历，以及他或她的家庭和社会支持的种类。虽然我们还不知道某个人怎样或为什么会变得抑郁，但我们确实知道如何有效治疗抑郁症。所以即使你不确定自己是否沮丧或需要治疗时，也要毫不犹豫地咨询心理健康专业人士。有时只是建立这种联系都是有益的和令人放心的。

我们要达成这样的共识：正常人也可能得抑郁症，多发性硬化患者更可能出现严重抑郁，都是需要药物和/或心理治疗的。

你是否感到伤心，流泪，空虚，绝望或烦躁。

是否在大多数活动中失去兴趣或乐趣。睡得太多或睡不着觉。

是否感到疲劳或能量损耗。

是否食欲显著减少或增加，或体重显著减轻或增加。

是否出现思考、集中精力或做决定能力下降的现象。

若出现以上五种或更多症状，很可能不是因为患有多发性硬化，而是得了抑郁症。

请寻求医生帮助！若是确诊，需要吃抗抑郁的药。

有许多类型的抗抑郁药物，但吃药可能不会立刻见效，也不一定对每个人都有效。

还可能要面对吃药的副作用。

坚持！药物有效或是无效，很需要时间来证明。

过程可能并不愉快，但千万迷信偏方。

单靠药物治疗还不够，应该配合心理咨询或治疗。

找到“契合”的治疗师，多与他沟通和协作。

与医生一起尝试治疗方法。

家人的陪伴和支持也很重要。

不要放弃，活着就是希望！↖(^ω^)↗

第4节 情绪

患有多发性硬化的人在疾病过程中经历许多不同的情绪和情绪变化。其中一些是对这种慢性、不可预测疾病所带来的压力和挑战的反应，而另一些似乎是多发性硬化本身的症状。

一、常见的情绪反应

没有两个患者或两个多发性硬化家庭以完全相同的方式对疾病做出反应或面临完全相同的挑战。然而，某些反应似乎很常见。

多发性硬化的诊断可能会产生震惊、愤怒、恐惧、缓解和否认，所有这些都是对这种打击的正常、适当的反应。

1. 震惊

对于某些人来说，这个消息令人吃惊，令人费解，以至于他们根本无法理解它。他们可能需要几天或几周的时间来思考处理这种不受欢迎的行为的后续步骤。

2. 恐惧

那些对多发性硬化知之甚少的人，或那些知道这是一个进展非常迅速最终致残疾病的人，第一反应可能是恐惧甚至是恐慌。他们可能很快就会对自己的健康，生活和未来做出最坏的决定。

3. 愤怒

人们对他们的诊断感到愤怒和沮丧并不罕见。当然，没有人会喜欢得多发性硬化，并且许多人对患有某种病的反应会有所不同。“为什么是我？”是许多人心中的第一个问题。

随着疾病的发展，人们可能会发现多发性硬化给自己的生活带来的所有变化感到非常生气。尽管愤怒是对变化和损失感到不公平的常见和正常反应，但许多人发现不知道怎么做，如何以有效的方式处理和表达他们的愤怒，不会殃及家庭成员，朋友和同事。

我们的目标是找到充分利用这种愤怒能量的方法，将其引入有效的规划和解决问题的过程中。

4. 解脱

对于那些不得不等待数月甚至数年才能理解那些“令人费解、不舒服的症状”的人来说，获得诊断可能是一种解脱。对于那些担心患有脑肿瘤或其他可能致命的疾病的人来说，多发性硬化的诊断可能会让人觉得更好受。

5. 拒绝

有些人通过逃避自己来对诊断做出反应，告诉自己这可能不是真的，或者医生犯了错误。在慢性疾病的早期阶段，否认可能是一种非常有用和有效的应对策略，允许一个人在开始处理多发性硬化之前采取短暂的“超时”行为，即回避。

6. 悲伤

这种悲伤是对变化和失落的正常反应。患有多发性硬化的人可能会发现自己最初对慢性疾病的诊断感到悲伤，然后在多发性硬化引起新症状，移动到身体的新部位或干扰他们做某些重要事情的能力时再次经历这些感受。

悲伤是应对慢性疾病的重要一步。悲伤的痛苦随着时间的推移逐渐缓解，慢慢开始能够积极适应任何发生的变化。每当发生重大变化或损失时，悲伤和适应的循环将继续重演。

7. 焦虑

无论是按时上厕所、坚持工作、与孩子保持联系或严重残疾，当他们无法确定接下来会发生什么时，他们往往会感到焦虑。学习如何与多发性硬化不可预测的起伏一起生活是一项重大挑战。如果一个人在被诊断患有多发性硬化之前就存在过度担心的情况，焦虑可能更是一个问题。

当焦虑感干扰日常活动或阻止一个人享受生活时，他们需要得到适当的诊断和治疗。与抑郁症一样，严重焦虑对涉及心理治疗和药物治疗的治疗反应良好。

8. 内疚

如果疾病开始干扰家庭或工作中的活动，人们可能会觉得他们让别人失望。他们可能担心他们的亲人或同事承担额外的责任。他们可能担心不能为家庭收入做出贡献，或者更糟糕的是，他们会消耗家庭资源。他们可能会觉得他们的孩子没有得到那么多的关注。如果疾病进展 — 尽管他们尽最大努力来控制，他们也可能会对此感到内疚，好像这种疾病是他们的错，或者他们本可以通过更加努力地做出改变。

每当这些常见反应开始变得无法控制或压倒一切时，重要的是要知道可以获得帮助和支持。对于许多人来说，有机会在支持性环境中谈论这些感受（通过电话，在线或面对面：与同伴顾问、自助小组、在线聊天室或知识渊博的精神健康专业人士）可以带来一些缓解和帮助。

9. 喜怒无常

患有多发性硬化的人感觉会更敏感和变得喜怒无常，家庭成员可能会发现他们的亲人容易情绪爆发、胡思乱想、烦躁或不可预测的情绪反应。知道这种情绪可能是疾病的症状（以及对它的反应）可能使每个人更容易理解和容忍它。但是情绪低落并不适合任何人，因此让医疗团队了解这一点很重要，特别是烦躁可能是抑郁症的症状。具有多发性硬化专业知识的医疗保健专业人员可以传授管理不舒服情绪变化的策略，并在需要时推荐合适的药物。

10. 抑郁

由于尚未完全了解的原因，临床抑郁症在多发性硬化中比在一般人群或其他慢性疾病中更常见。事实上，超过一半的多发性硬化患者会在疾病过程中的某个时刻经历严重的抑郁发作。更温和的抑郁症更为常见。多发性硬化专家认为抑郁症是多发性硬化的症状以及对它的回应。进一步的支持来自这样一个事实，即抑郁发作可以在疾病的早期或晚期发生，无论一个人的其他症状或其残疾程度如何。但重要的是要知道，正处于恶化（也称为复发或发作）或有抑郁症个人或家族史的人患抑郁发作的风险更大。

11. 无法控制的情绪

无法控制的笑声或哭泣（也称为假性延髓效应）是患者可能出现的一种症状（约 10% 的患者）。这些症状可能包括过于夸张或与现实情况或者与人的感受如何不成比例的情绪反应。或者，笑或哭独立于人的感觉而发生。换句话说，一个人可能会发现他或她在葬礼上不适当地笑而实际上感到悲伤和失落，或者在观看喜剧时无法停止哭泣。这些情况可以不可预测地开始，持续几分钟或者感觉很难控制。

12. 重要的是要记住，任何和所有这些反应都是常见和合理的

考虑到所有的不确定性，也可以不用做出太多反应。每个人都会以自己的方式对多发性硬化的诊断做出反应。但是请记住，如果任何感觉变得不可抑制或干扰你的功能，可以寻求帮助。

13. 就像人们对诊断的最初反应一样，他们的长期反应也会有很大差异

由于每个人的病情都不同，因此没有预定的调整阶段，没有正确或错误的方式来感受它。大多数人会在疾病过程中经历过一些非常常见的反应。人们经常发现这些感觉反复出现，因为这种疾病经历了特有的进展和缓解的起伏，或者引起新的或恶化的症状。

二、一些有用的建议

多发性硬化是一种复杂的，不可预测的疾病，即使是最强壮、最有韧性的人，也可能构成严重的情感挑战。找到最适合你的应对策略可能需要一段时间。这些基本建议可以作为一个很好的起点：

1. 用真实性和灵活性评价你的多发性硬化

有些人固执地尝试做他们以前做过的所有事情，以完全相同的方式，无论他们的症状如何。一种现实的方法意味着放弃一些活动（或学习如何以不同方式进行）或采用更可行的新活动。

2. 与他人分享你的顾虑和感受

对于最顾忌隐私的人来说，至少有一个值得信赖的人谈论与多发性硬化一起生活的挑战是很重要的。虽然这通常是配偶或伴

侣，亲戚或朋友，但许多人也发现有人（可能是辅导员或精神顾问）不太亲自参与，因此更客观。

3. 成为你自己医疗保健的积极合作伙伴

寻找有关多发性硬化及其管理的良好信息，你知道的越多，你就越有准备好做出适合你的治疗和生活方式选择。试着找一个你感到舒服的医生。任何医生都可以开药并提供定期检查；能够讨论个人事务并解释复杂问题的医生是另一回事。

4. 与家人和朋友保持牢固的联系

与他人建立牢固的关系是一个充实生活的重要因素，无论他们是否患有多发性硬化。我们大多数人都知道我们需要被爱和关心，我们也需要爱护和关心对我们重要的人。

5. 通过设定目标来保持目的性

一种不可预测的疾病会削弱你的能量并改变你完成任务的能力，这会使你的目标更难实现。它甚至可能使你有必要重新思考以前的目标并随着时间的推移制定新的目标。无论你的多发性硬化采取什么样的课程，重要的是要把目光放在对你很重要的事情上。努力实现个人目标，无论他们是什么，都有助于保持自信和自尊，并能感觉更有控制力。

6. 找到适合自己的锻炼方案

定期锻炼计划是保持情绪健康的关键策略。许多研究表明，运动与情绪改善之间存在正相关关系。

7. 在你的日程安排中放松

与有氧运动一起，增强身心放松的计划，如瑜伽，太极或冥想，可能非常有帮助。其他方法，如按摩，渐进式放松和使用口头禅，有助于建立幸福感。

8. 打破循环

感觉疲倦、抑郁容易变成负循环，减少活动会有害身体健康，从而减少活动能量，更容易疲劳和抑郁。可能需要药物来缓解疲劳或抑郁，以便一旦建立就打破这个循环，但是对循环的认识是解决它的第一步。

9. 投资你的精神信仰

对慢性病患者的研究发现，那些拥有强烈宗教或哲学信仰体系的人比那些没有这种支持的人做得更好。即使是定期参加精神聚会的简单行为似乎也会改善，也许是因为它给予这些人一种归属感和群体支持感。

10. 计划享受一些乐趣

娱乐和参加社交活动可以减轻压力，恢复精神，并有助于整体健康和幸福。会笑和享受幽默的人通常会对自己感觉更好，并能够更有效地管理自己的生活。

患有多发性硬化的过程中会经历许多不同情绪和情绪变化，比起普通人，情绪更偏向负面。

这些都是诊断疾病一开始容易产生的情绪。

有些人可能会拒绝、逃避现实，甚至关闭自己。

总是难免悲伤，哭出来吧！

对于不确定、不自信的未来，是会存有担心和焦虑，如果很严重，要像抑郁症一样进行药物和/或心理治疗。

疾病可能干扰正常生活，给家人、朋友增添麻烦，带来内疚感，好像得病是自己的错，好像自己可以选择不得病。

但是不能的，我们都知道，得病无法改变，得多发性硬化甚至不能治愈，还要面对随时可能复发、加重。这很需要勇气，可以和同伴们交流、互相帮助。

也可以和知识渊博的精神健康专业人士谈论自己的感受、学习。

焦虑、压力、茫然等各种负面情绪压迫着多发性硬化患者脆弱的神经。

多发性硬化的病情变化多端，不能预测，不易治疗。生病本就使人敏感、脆弱，也使人易胡思乱想、烦躁、甚至抑郁。

值得一提的是，多发性硬化有比较特别的症状——无法控制的笑声或哭泣事件。具体来说，就是一个人笑或者哭的时机很不正常，会让周围的人非常惊讶，而他自己控制不了，无法停止。

有以上各种甚至更多不同的情绪本身是很正常的，每个人都会有自己的方式去应对。但是！如果任何感觉变得不可控制或干扰了正常生活，记得要去寻求帮助！

第5节　记忆和执行

一、多发性硬化导致认知障碍

认知困难可以在疾病过程中的任何阶段发生，或者根本不发生，并且它们可以影响看似简单的任务如记住购物清单，或者诸如项目组织的复杂活动。

二、与多发性硬化相关的认知困难分为三类

1. 注意力

保持专注于手头的任务可能变得困难。多任务和分散注意力甚至更成问题。

2. 记忆

人们无法记住姓名、最近的对话、约会和顺序信息，例如行车路线。但长期记忆通常不会受到影响。

3. 执行功能

健康的大脑使人们能够计划，组织，解决问题并做出明智的决策。对于与多发性硬化相关的认知功能障碍，这些过程变得尤其具有挑战性，特别是在考虑多种数据来源时。例如，驾驶需要你了解交通信号，其他汽车，行人，天气状况等，并使用这些信息做出持续的快速决策。

凯斯勒基金会研究中心副总裁、神经心理学家 John DeLuca 博士表示，由多发性硬化引起的处理速度整体放缓，是导致认知功能障碍的一种机制。DeLuca 博士强调，多发性硬化患者的认知功能障碍并不一定会导致智力受损。事实上，认知变化可能会被其他人忽视。

三、记忆和执行

在不同程度上，由于疾病过程，大约一半的多发性硬化患者在认知功能方面存在一些问题。短期记忆问题是最常见的。人们可能会忘记最近的事件，但记住他们多年来所知道的事情。其他认知功能，如组织、计划和解决问题的能力，在必要时关注、维

持和转移注意力，以及分析空间关系和方向的能力也可能受到多发性硬化的影响。

这些问题可能会阻碍人们的日常生活并影响安全。关注这些或其他认知症状的患者和家庭成员应该要求进行神经心理学或认知评估。神经科医生可能建议咨询神经心理学、语言病理学医生或职业治疗师，他们可以测试认知功能，并为患者和家庭推荐策略，从而减少麻烦。

全面的评估可以明确一个人正在遭遇什么样的认知损伤，以便提供更全面的治疗方案。

有一些小建议。

了解自己目前的情况，学习去放弃一些活动，采用可行的新活动。

可以积极向医生等专业人士了解关于多发性硬化这个病的相关知识。

家人朋友们的关爱很重要，同时我们也要关心他们。

让自己有个目标，有方向，更能好好生活。

运动有助身心健康，找到适合自己的锻炼方案。

放松活动，比如打太极。

比如按摩等，都有助于建立幸福感。

可以拥有信仰，多一份生活的精神支持，多一点归属感和群体支持感。

享受一些乐趣。

第12章　个人日常

第1节　多发性硬化患者的个人日常

多发性硬化（multiple sclerosis，MS）是一种以中枢神经系统（CNS脑和脊髓）的炎性脱髓鞘病变为主要特点的自身免疫性疾病。由于免疫紊乱，免疫系统错误地攻击中枢神经系统的健康组织造成发病。只要身体的免疫系统存在，疾病就有复发的机会，但也不要担心，只要身体的免疫系统存在，疾病就有少复发、不复发的机会。

如何调整好免疫系统的状态，我们建议不需要吃任何提高免疫、增强免疫的药物或保健品，除非免疫抑制状态等特殊情况。除了药物治疗，还可以在日常生活中做很多事来帮助调节身体免疫系统达到免疫平衡，不要过低，也不要过强。

保证充足的营养摄入且饮食均衡，戒烟限酒，保持良好的作息习惯，保证良好的睡眠，保持稳定、平和的心态等，可以让免疫系统保持在一个平衡的状态。详细如下：

一、饮食

饮食尽量选用天然、新鲜食材制作的饭食。可补充营养素：如蛋白质、不饱和脂肪酸、卵磷脂、维生素、钙及镁、辅酶Q10

等。每日摄入 50~80 克蛋白质，多食富含植物蛋白的食物，如豆类、蛋清、谷类、坚果等。多摄取纤维素丰富的食品。建议尽量选用富含不饱和脂肪酸的食物并注意饮食均衡。每日摄入 20~50 克（4~10 茶匙）优质食用油，橄榄油、花生油、大豆油、亚麻子油等。多食富含维生素的食物，尤其是维生素 B_6、维生素 B_{12}、叶酸，动物肝脏、瘦肉、鱼、奶、蛋、豆类、坚果中富含这些维生素。多食用富含维生素 D 的食物 – 鱼肝油、鱼、鱼卵、牛奶、蛋黄、蘑菇、虾等。减少动物脂肪等的摄入。冬季适量口服维生素 D。尽量少食糖、咖啡、盐、过度调味的食物及辛辣、加工、罐头或冷冻的食品。减少精加工食品。减少巧克力、冰淇淋等甜食的摄入。

二、日常防护保健措施

预防感冒：规律作息，避免接触感染者，合理饮食，适度增加晒太阳的时间；避免劳累：超负荷的运动不仅影响体温、体液酸碱度，还会造成神经传导的生理性障碍，还可能会通过中枢神经系统影响免疫系统；避免高温：体温增高因影响神经传导，故避免长时间置身于高温环境中，包括长时间在太阳下暴晒，避免洗桑拿、泡温泉等。

三、运动和工作

定期适度运动既有益于身心健康：①运动可以强健体魄。②运动可以改善痉挛。③运动可以减轻抑郁和疲劳。④运动可以调节胃肠道及膀胱功能。建议进行轻度到中度的运动，例如：快走、慢跑、骑车、瑜伽、太极拳，根据当前的身体状况，进行一些有氧运动。

坚持打太极拳可能对提升自身免疫球蛋白含量有帮助。量力而行，根据自身状况调整工作，无须放弃工作。多发性硬化患者需要更多的休息，尽可能有弹性地分配工作；尽量避免长时间、高强度、过度疲劳的工作和出差。

四、生育

多发性硬化不影响男人和女人的生育能力，也不影响妇女怀孕的能力。女性多发性硬化患者在怀孕期间其疾病复发率明显降低。如果是正在进行多发性硬化治疗的妇女，一旦决定受孕，应该向神经科医生或是妇产科医生咨询。育龄妇女最好选择在病情稳定期怀孕；若患者正处于治疗的关键时期，应继续治疗，推迟怀孕时间，直到治疗结束后，选择适当的时机再怀孕；孕期，治疗应暂时停止或延期。产后需要立即向神经科医生咨询，尽早恢复治疗。

五、睡眠

良好的睡眠对每一个人都非常重要，尤其是我们免疫病的患者，良好的睡眠可以帮助恢复体力，帮助免疫系统更好地达到平衡状态，对控制疾病，预防复发尤为重要。

面对疾病，首先要了解疾病，做到心中有数，不需要吃任何提高免疫、增强免疫的药物或保健品，管理好自己的日常生活和作息，保证充足的营养摄入，且饮食均衡，戒烟限酒，适度运动，保证良好的睡眠，保持稳定、平和的心态，正确面对疾病，并和医生保持沟通做到以上，就可以让自己保持一个良好的状态。

多多问：多发性硬化会复发吗？

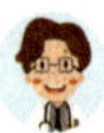

小包答：多发性硬化是由于免疫紊乱，免疫系统错误地攻击中枢神经系统的健康组织造成发病。只要身体的免疫系统存在，疾病就有复发的机会，但也不要担心，只要身体的免疫系统存在，疾病就有少复发、不复发的机会。

多多问：有什么可以调节免疫方法？

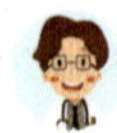

小包答：除了药物治疗，还可以在日常生活中做很多事来帮助调节身体免疫系统达到免疫平衡，不要过低，也不要过强。建议如下：不需要吃任何提高免疫、增强免疫的药物或保健品，除非免疫抑制状态等特殊情况。患者和家人本身需要对疾病有一个正确的认识，保证充足的营养摄入且饮食均衡，戒烟限酒，保持良好的作息习惯，保证良好的睡眠，保持稳定、平和的心态等，可以让免疫系统保持在一个平衡的状态。

多发性硬化患者特别要注意避免高温，体温增高因影响神经传导，建议避免长时间在太阳下暴晒，避免长时间置身于高温环境中，避免洗桑拿、泡温泉等。

保证良好的睡眠可以提高人体的免疫力，让免疫系统保持一个良好的平衡状态，所以，保证良好的睡眠是免疫病患者预防复发的省钱大法。

多发性硬化不影响男人和女人的生育能力，也不影响妇女怀孕的能力。女性多发性硬化患者在怀孕期间其疾病复发率明显降低。产后需要立即向神经科医生咨询，尽早恢复治疗。

第 2 节　视神经脊髓炎患者日常生活

虽然视神经脊髓炎谱系疾病的症状和多发性硬化相似，但治疗方案和预后都不相同。因此在日常生活中需要注意的会略有不同。

一、适当的药物治疗

视神经脊髓炎谱系疾病患者也容易出现疾病反复，免疫抑制剂对疾病的复发有预防作用。这类药物部分属于肿瘤化疗药物，包括激素、硫唑嘌呤、吗替麦考酚酯等，副作用较大。因此，药物选择和方案制定一定要请专业医生针对病情进行。医生可以根据血药物浓度、血清特异性抗体滴度等监测情况对药物毒性和疗效进行综合判断。也可以在医生的建议下使用一些辅助药物，以减轻激素和免疫抑制剂的副作用。

对症治疗药物减轻肌张力增高、痛性痉挛、认知功能障碍等。

二、日常饮食和维生素

日常宜吃富含维生素、营养丰富、清淡的食物。如胡萝卜富含胡萝卜素，消化分解可生成维生素 A，能起到防止夜盲症和呼吸道疾病的作用；每天进食 1~2 个富含维生素 C 的水果；适量食用富含蛋白质和矿物质的鱼类和瘦肉等。在饮食上忌食辛辣刺激性、油腻食物，如性热辛辣容易上火的辣椒，性热辛散的白酒和其他酒类，肥甘厚味容易助湿生热的小麻椒。

可以口服 B 族维生素营养神经。

三、情绪处理

患者容易出现焦虑和忧郁，一定要积极尽早治疗。因为焦虑和忧郁既影响心情，影响康复和锻炼的效果，还会导致睡眠障碍、免疫内分泌系统失调，甚至自残自杀行为。

四、运动和工作

避免劳累、情绪激动，感到疲倦时立即休息；避免或积极治疗发热、感冒、腹泻等病；避免活疫苗接种；避免长期处于高温环境下，如发热、热带旅行、洗泡热水澡、泡温泉、蒸桑拿等；留意身体变化，持续记录发病情形；培养运动习惯，适度、规律、持之以恒地运动，对于有运动障碍的患者要坚持康复锻炼；养成低脂高纤的均衡饮食习惯。

五、生育

传统多发性硬化患者在病情稳定期间可考虑怀孕，但视神经脊髓炎患者流产率较高且在孕期及产后都可能有复发和病情加重的风险，特别是需要长期应用激素或具有细胞毒性免疫抑制药物的患者，因此怀孕应慎重。因此，一旦怀疑或确诊是脊髓炎、视神经炎，又计划怀孕的女性，都应及时到专业性强的神经免疫专科就诊咨询。

第 3 节　急性播散性脑脊髓炎患者日常生活

急性播散性脑脊髓炎为单相病程，症状和体征数天达高峰，与病毒感染有关，尤其麻疹或水痘病毒。患者的饮食以清淡、易消化为主，多吃蔬果，合理搭配膳食，注意营养充足。此外，患者还需注意忌辛辣、油腻、腌制和生冷的食物。早期功能锻炼很重要，鼓励患者在病情允许的情况下，尽早下床活动。不能下床活动者，指导患者在床上进行被动运动，每日在床上做各种关节伴、屈被动运动 4~6 次，10 分钟 / 次，并进行肢体按摩。

第 13 章　家庭生活

第 1 节　当家庭成员出现此类患者

一、与多发性硬化患者一起生活

虽然有些患者或他们的家庭成员知道多发性硬化的存在，但他们内心是拒绝的。拒绝相信并不等同于抱有希望。接受现实、同时保持乐观的前景，并向前迈进，以充分应对不幸的情况。让人们有时间进行过渡非常重要，否认存在的事实并不利于事情的解决。

愤怒和内疚是多发性硬化患者家庭中最常见的两种感受。疾病对家庭产生的困扰和要求很自然的使他们感到愤怒，无论是收入的下降、职责更替、传统角色的转变还是其他原因，这些都是现实和情感上的负担，每个人都有权对此感到不安。当愤怒情绪浮出水面时，人们可能无法控制，但我们可以管理这些感受的表达方式。

一些患者会变得特别专注，对于自己的感情和身体功能，以至于他们对其他人或其他事务的关注大大减少。他们无法注意到其他家庭成员的行为，甚至还有一些人因此变得愤怒并批评那些照顾他们的人。

需要认识到的是，此类情况在多发性硬化患者中并不罕见，并且他们通常会随着病情而不断调整，这可能有助于家庭成员之间保持宽容。感情的沟通在家庭成员间是至关重要，但专业人员的帮助会让这种沟通变得更为有效、更有尊严。

家庭成员会担心，表达强烈的情绪会让病情变得更糟，这种担心会增加紧张的情绪。但事实并非如此，因为抑制情感可能会导致愤怒的爆发或者因为痛苦而责备患者。最后，紧张、愤怒和寂寞的情绪比开放的情感更具破坏性。保持心境的平和，并尊重每个人的感受和想法，更有利于家庭的每个成员了解其他人的感受。

当人们生气和沮丧时，他们可能会有口头或身体的冲动表达。大多数时候，人们可以控制这种冲动。但是，当患者的陪护家人感到疲惫、不堪重负或生病时，即使是再有修养的人也会失去控制的。并且，患者本人也可能在不堪重负时对他人出现口头或身体上的攻击。因此，受自身行为困扰的患者和家庭成员都应寻求专业帮助。

当患者情绪高涨时，患者的陪护家人可能成为愤怒和沮丧爆发的目标对象。这种行为可能采取伤害性侮辱的形式（例如，“你不关心我”或“你只关心自己”）和指责语言（例如，“你不知道你在做什么”)或甚至身体攻击(例如,使用轮椅或手杖作为武器）。家庭中的任何一人，无论是患者本人还是其他人，如果出现失去控制或越过尊重、适当和安全的行为时，或这类的行为越来越普遍时，寻求专业人员帮助是必要的。

愤怒可能掩盖悲伤的感觉。疾病可能会导致悲伤，患者可能会因此无法入睡或对食物或活动失去兴趣。这些感觉可能在首次诊断时就出现，或者在随后几年内出现。当悲伤情绪遵循自然规律时，最终可被接受或其他情绪替代；当悲伤无法找到出口时，会回归愤怒或陷入困境，无法前行。

当家庭成员因为帮助患者花费过多的时间，而没有时间留给自己时，他们并不会自信认为的那是真正地帮助。他们可能会为这种竭尽全力的帮助感到疲惫，甚至感到沮丧。患者的陪护家人因为没有时间照顾自己而变得心情沮丧，甚至身体不适。所以说，患者的家庭成员也需要通过及时的休息和休闲活动来恢复。

当一个家庭因长期照料患者而不堪重负以至于没有时间或精力去参加必要的社交活动时，有的人会认为，他们的朋友不明白他们正在经历什么或不想被他们的问题所困扰；或者担心朋友会因此不喜欢他们的家庭而感到沮丧。虽然在此种现实情况下，社交可能比以前更加困难，但它确实是健康情绪的重要来源。如果出门社交太费力，也可以通过更频繁地邀请朋友做客，目的就是为了得到更多的社会交流。

与他人在一起可以帮助患者恢复正常的感觉。事实上，朋友们并没有像想象的那样远离自己，有可能是朋友不知如何是好，或者是患者自己不自觉的远离。

重要的是要记住，多发性硬化会影响家庭中的每个人，且所有家庭成员都会感受到。家庭成员可能会感到沮丧，不被理解和被怨恨，他们有时会为自己寻求帮助而感到愧疚和羞愧，或者认为他们应该更加坚持，不应该得到专业人员或支持团体的特别关注。然而，寻求专业帮助并不意味着家庭失败，事实上，最好在危机发展或困境变得无法解决之前开始咨询。许多人有这样的体会，与其他人交谈会比家人更容易。因此，寻求专业心理治疗师（精神病学家，心理学家，精神科社会工作者和护士）、有慢性疾病和残疾经历的人员的帮助可以使人们大大改善他们生活质量。

二、行为变化和情绪波动

多发性硬化相关的症状可能影响到机动车的驾驶，包括视力改变，肢体的虚弱无力或协调问题，以及认知问题。职业或物理治疗师可以帮助评估多发性硬化患者是否具备驾驶能力，完整驾驶评估包括移动性、视觉和认知能力。对于只使用一只手臂的患者，适度的制动和手动加速控制，转向旋钮的改装，可以使驾驶更容易，更安全。但是，如果确定不能安全驾驶了，那么应该及早告知。

多发性硬化患者可能有许多其他人“看不见”的症状，例如疲劳、麻木或其他感觉症状、膀胱或肠道问题以及不能清晰思考等。因为这些症状的隐匿型，当患者拒绝邀请或因为这些问题而错过工作时，朋友、家人、雇主和同事可能会认为他或她只是夸大病情或找借口。

导致情绪突然变化的原因也有很多种，也称为“情绪不稳”。情绪不稳定也可能源于情绪困扰或疾病本身。在某些情况下，情绪波动可能是潜在的精神疾病，如双相情感障碍。正确的诊断至关重要，因此应与医生讨论情绪波动。

虽然不是很常见，但有些患者显然对他们的疾病缺乏关注，并且无论发生什么都显得开朗，这被称为欣快感，是由于控制情绪表达的大脑部分损伤引起的。然而，欺骗性外表下也许隐藏着悲伤和担忧。

类似于引起欣快感的损伤，患者还可表现为假性延髓的情况，表现为不受控制的笑声或哭泣。对于这类患者，他们明明知道哭泣或笑声与时下情形不符却无法自拔。这种症状发生在其他脑部疾病如中风，通常可以用药物有效治疗。

三、关于未来

多发性硬化会给家庭带来巨大的经济负担。不仅是重要的收入来源受损，而且医疗、交通、家庭保健和儿童保育的成本可能会非常高昂。

为严重残疾患者选择适当护理机构的决定可能是非常痛苦的。虽然大多数疗养院不是为年轻人设计的，但有些机构也会特别努力满足他们的需求。

有一些悲观的想法是正常的。当凄凉的幻想持续存在或与现实脱节时，它们会产生不必要的不悦。但要记住的是，大多数病情不是很严重的患者，通过治疗可以改善生活前景，而且新的治疗方法还在不断的探索中。虽然没有人可以预测未来，但与神经内科医生交谈可能有助于家庭获得现实的理解。

对于患者的家庭，也有很多类似的情形，包括经历过同样的愤怒、悲伤和内疚。年轻夫妇开始怀疑是否要生孩子或者如何一起生活；有孩子的夫妇面对父母帮助并不总是感觉良好；年长的夫妇必须找到享受休闲岁月的新方式。每个家庭都有自己独特的压力和应对方式。有些夫妻分手，有些夫妻长期处于不愉快、沮丧和孤独的状态。

但是，许多夫妻和家庭，无论是自己还是在专业人士的帮助下，都能找到弥补疾病夺走生活的方法。他们能够谈论痛苦的感受 — 愤怒、伤害、悲伤 — 并将他们的不满情绪公之于众。他们学会认清自己的问题，并用能力和希望来处理它们。有些人甚至认为，疾病的挑战加强了他们整个家庭的联系。

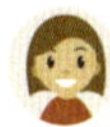

多多：为什么会是我？呜呜～

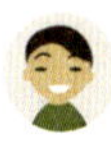

小波：谁叫咱是被上天选中的人，咱得坚强哈！

多多：宝宝心里苦，但是宝宝不说

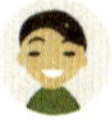

小波：兄弟，有事别憋着，有啥不舒服尽管跟哥们说出来，我们都是知心大哥哈

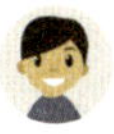

小四：对啊，说出来就没辣么蓝瘦了，我们都是你的后援团呀

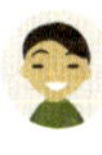

小波：有时，家庭成员会因为照顾患者而感到疲惫不堪甚至沮丧

多多：我太难了

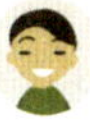

小波：这时，就需要患者以及家人之间的互相包容和体谅。并且，在适当的时候，我们可以寻求专业人员的帮助。部分症状如疲惫，麻木，膀胱或肠道问题，不能清晰思考等并不能被我们所发现。对于患者来说，家人的理解和包容就是他们心中最大的慰藉。

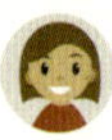

多多：哥呀，憋难受，咱虽然是得了病，但咱也不能太悲观，咱得活得开心呀，现在的医学发展日新月异，说不定哪天咱就完全康复了呢(･^_^･)

第 2 节　性生活

一、多发性硬化能直接或间接影响性生活

实际上，性行为障碍很常见。超过 10%没有任何疾病或残疾的男性和女性在性行为方面遇到过一些问题。虽然不同的研究结果有所不同，但数据清楚地表明多发性硬化患者比健康人群更容易出现性生活问题。

患者如果及时告诉医生这些问题，通常可以提供医疗和非医疗治疗方案或转诊给专科医生。但如果患者不主动提及，大多数医生并不会经常询问这个问题。对于患者而言，亲密和性欲是健康和满足生活的重要组成部分。当伴侣患有多发性硬化时，他们不必从夫妻的生活中消失。

二、多发性硬化怎样影响性功能

大脑、性器官和身体的其他部分沿着穿过脊髓的神经向彼此发送信息，使性唤起成为可能。与这些神经纤维相关的损伤可直接影响患者的性感受或性反应，就像部分存在中枢神经系统损伤的患者会影响行走或视觉能力一样。

主要的性影响是脊髓或大脑脱髓鞘的直接结果，包括：

- 性欲减退或消失
- 生殖器感觉的变化，如麻木、疼痛或过敏
- 阴道肌张力下降
- 勃起障碍或无法勃起
- 阴道润滑降低和阴蒂充血
- 难以射精或无法射精
- 性高潮的频率或强度的降低

次要性影响：除了由神经纤维损伤直接引起的变化之外，由于其他症状或用于治疗这些症状的药物，可能出现继发性问题。最麻烦的症状包括疲劳、痉挛、膀胱或肠道问题、感觉改变、非生殖器肌张力降低、认知障碍、震颤和疼痛。

- 疲劳是一种非常常见的症状，可以抑制欲望或性活动
- 痉挛可能会干扰性定位或引起疼痛
- 膀胱和肠道紊乱会引起人们担心。在性行为中发生膀胱或肠道意外的情况可能会抑制兴趣
- 感觉变化（例如，麻木、针刺和各种疼痛）可以使过去感觉良好的活动开始感到非常不舒服。因为身体接触是亲密交流和简单快乐的重要组成部分
- 减少非生殖器肌张力。身体的肌肉紧张有助于塑造性兴奋，并有助于男性和女性的性高潮。有时由多发性硬化引起的肌张力降低会干扰两者

认知障碍，例如注意力变化，也会干扰性兴奋和感觉的积累。注意力的变化可能会破坏性活动的情绪和行为的相互作用，从而导致突然失去兴趣

手或身体其他部位的震颤会干扰人与人之间的身心交流

各种药物的副作用可能会干扰性欲或性功能

第三级的性影响：对性感受和反应的三级影响源于心理，社会和文化态度和问题。在许多方面，他们在亲密和性关系中造成了最难以满足的障碍，他们可以影响患者和伴侣。三级效应包括表现焦虑和自尊的变化，抑郁、低落和内疚，家庭和社会角色的变化或角色冲突。

身体形象的变化会影响患者和伴侣

出现不可预测的症状，使人感到失去对自己身体的控制，会对自我形象和自尊产生负面影响。当你在身体中经历许多疲劳和不适时，很难会有性欲

多发性硬化常伴随着悲伤、情绪低落、焦虑和抑郁。这些情绪可能会导致孤立感、干扰欲望

疾病可能会改变一个人在工作、家庭、养育子女、日常生活活动中的角色。有时，这些变化会影响人们在关系中感受到平等对待的能力

文化价值观和期望妨碍了亲密和性行为。关于“正确”或“正常”性行为的许多想法阻止人们探索给予和接受快乐的新方式。我们的社会非常重视射精和性高潮作为性满足的来源，这种以目标为导向的性方法可能会使追求满足感成为令人沮丧的经历

三、采取措施

第 1 步：坦然地谈论“性”

通常，最大的问题是无法与伴侣讨论性和亲密关系。在许多方面，对性问题或偏好的讨论在我们的社会中仍然是禁忌，尽管流行的文化似乎都渗透了性。这个主题不仅令人尴尬，而且在很多情况下，我们只是没有语言来描述我们的感受和经历。

谈话是我们与另一个人亲近的主要方式，也许是因为与某人谈论个人事物是多么困难。当问题摆在面前时，保持沉默很容易导致性生活和其他亲密接触出现障碍。当疾病身体和心灵出现变化时，告诉你的伴侣怎样感觉良好。同样重要的是找出你的伴侣想要什么，特别是如果你以前一起享受的私密生活不再有时。如果没有这种沟通，你不愿意牵手、享受拥抱或进行性活动，很容易被伴侣误解为不感兴趣或不喜欢。

多发性硬化患者不是唯一需要谈论性感受和焦虑的人。他们的伴侣的经历也受到同样的影响，而传达这些感受可以帮助伴侣避免内疚、悲伤和怨恨。

第 2 步：与医疗团队沟通

与医疗团队沟通的简单方法是定期检查与性健康有关的问题。女性应该每年进行乳房和妇科检查以及子宫颈涂片检查。男性应该定期进行睾丸癌筛查和前列腺检查。男性和女性都可能想了解有关节育和预防性传播疾病的最新信息，这些要求不仅可以保护你的整体健康，还可以提醒你可以拥有性生活。

如果你存在阻碍性活动的症状，请告诉你的医生。许多与疾病相关的性问题都可以通过医学方式进行管理。

第 3 步：确定治疗策略

人类神经系统中没有单一的性反应部位，协调它的神经遍布大脑和脊髓。这种广泛传播意味着有许多途径，其中多发性硬化病灶（瘢痕、炎症或其他损伤）可能破坏性活动或感觉的神经信息。弄清楚究竟是什么原因导致你遇到的问题可能需要一些耐心。神经科医生可能会推荐你到其他专科医生，包括心理医生、泌尿科医生或妇科医生。心理医生通过咨询可以帮助夫妻了解可能影响他们性关系的问题。泌尿科医生评估和治疗男性的膀胱和勃起问题，如阴茎多普勒超声检查等。而女性性问题常需求助于妇科医生，他们可以帮助确定女性性唤起和性反应变化的原因。

四、解决男性和女性的性问题

有多种策略可用于管理女性和男性常见的性问题：

1. 达到性高潮

人们倾向于将高潮视为性的最终目标 — 但这不一定是最好的。换句话说，即使性爱不能达到性高潮，也可以让人感觉良好。无论是暂时还是永久性性高潮的困难或不可能，性活动仍然是令人愉快的。这种性高潮缺失并不会使男人或女人失去对亲密和性行为的兴趣。身体上的亲密关系会产生情感上的亲密感，进一步影响到身心健康。

尽管人们非常重视性交、性高潮和射精作为性活动的“目标”，但大多数人都会从我们称之为前戏的活动中体验到极大的身心唤醒。做爱并不一定等同于性交，性交也不是体验性快感的唯一方式。坚持必须以性交开始并以性高潮结束的人，不会比那些愿意探索和尝试不同性活动的人获得更多的满足感。这对每个人都是如此，不仅仅是多发性硬化患者及其伴侣。

2. 重新定义性欲

多发性硬化患者和他们的伴侣可能想要为自己重新定义性行为，这可能意味着更多地强调提供温暖的触摸形式：例如拥抱、爱抚和按摩。有些人可能需要探索较少尝试的性活动。阴道、阴茎以及女性和男性身体的许多其他部位的刺激可以是“传统”性行为令人满意的替代方案。

自慰是一个受文化价值和期望重重影响的领域。事实上，今天大多数性专家都说单独的性活动可以帮助人们重新定义性行为。如果性仅仅是性高潮，那么性就不一定是两个人之间的事情。自慰是一种不需要依赖另一个人来获得快乐和释放的方式。

3. 重新发现自己的身体

某些多发性硬化的症状可导致身体的反应与以前完全不同。在这种新情况下实现和平意味着花时间去研究和探索它。身体触摸是一种自我探索的简单练习，通过从头到脚触摸自己来描绘个人感受。触摸将有助于识别变化、麻木和不适的区域，它还有助于找到触摸它们的区域和方式，从而产生愉悦感。

为了使这项工作取得成功，采取开放式探索是非常重要。在舒适安全的环境中，花 15 分钟轻轻触摸你可以触及的身体所有部位，每周定期重复练习几次。身体触摸的目的是了解你的身体，追求性高潮可能会干扰这种探索。

更高级的身体触摸练习包括合作伙伴。通过相互触摸探索可以帮助加深亲密感并增强性欲。在某些情况下，这种探索性触摸可能使合作伙伴之间的言语交流更容易。

五、控制第二性问题

可以用药物控制疼痛

通过药物、冷敷、拉伸或按摩可以减少痉挛发作

通过能量管理以及在某些情况下使用药物可以缓解疲劳，如精力充沛的早上

替代的性别定位可以帮助缓解痉挛和虚弱

通过在一天中的不同时间服用药物或改变性活动的时间，可以最大限度地减少药物副作用。也可以咨询你的医生，使用性副作用较少的药物

六、解决第三性问题

调整一个人的感受或态度绝非易事，但这是处理这些性问题的关键。

1. 感受性感

性感与感受性感有很大关系。首先，通过良好的健康食物，放松和愉快的运动来照顾自己的身体。花一些时间在你的衣服和头发上，着装对自我形象产生巨大影响，选择让你感觉舒适和有吸引力的服装。

2. 思考性感

自我审视是维持生活中性欲的重要部分，特别是如果多发性

硬化抑制了欲望，更积极的思考将有助于恢复热情。

3. 增强浪漫

当日常活动呈现情色光环时，那就是浪漫。找到将日常生活转变为浪漫的方法，亲密关系将会蓬勃发展。

最重要的是，不要放弃身体和情感亲密的乐趣。放弃琐碎的担忧，性还是值得并适合交谈的话题。

多发性硬化患者有时会出现性功能障碍，但是并不是永久性的，只要进行合理干预，也能享受和谐生活哟。

对性功能的影响主要分为三级：

主要性影响。

次要性影响。

第三级影响。

主要性影响是由脊髓或者大脑脱髓鞘直接产生而造成，常表现为性欲减退及生殖器官的变化等。

次要性影响是由用于治疗疾病的药物产生的副作用或其他症状所引起，可以表现为疲劳，痉挛，感觉变化等。

第三级性影响主要来自于患者心理，社会及文化态度对于性本身的不同观念，表现为焦虑，内疚，抑郁等。

人生已经如此艰难，有些事情就不要拆穿…（T_T）呜呜~

哥呀，咱别气馁，我觉得咱还可以抢救一下，为了咱的幸福生活啊（认真脸（..•˘_˘•..））。

打开心扉是进行交流的第一步。只有真诚的交流才能帮助双方明白对彼此的需要。

另外，有效的沟通无疑会拉近彼此之间的距离，从而为后续的治疗策略打好基础。

接着，应该制定一个定期体检计划，检查相应器官机能状况，并与自己的医生积极讨论，制定合理的干预措施。

有时，你需要同不同的医生讨论自身不同部位的症状。

啦啦啦，就是要咱这种不服输的劲（咱这求生欲是要多强有多强）。

传统观念禁锢了我们对性的探索，但就性本身而言，这是一件愉悦双方的事情，并非达到高潮才是最快乐的。

除性交外，还有其他方式可以亲近对方，如亲吻，拥抱，互相按摩等。

自慰可能不被大多数人接受，但随着性文化的传播普及，人们也能够逐渐理解这种行为。对于多发性硬化患者来说，这也是一种健康的选择。

专业问题记得及时咨询你的医生，可以得到最直接的帮助。

患者对于性的看法常常很难在较短时间有所改观，但是只要去慢慢尝试接受新的观念，就能够有效缓解在性生活中遇到的各种压力和负担。

第3节　怀孕

一、多发性硬化和怀孕

怀孕是女性生命中的一个特殊时期，但多发性硬化症患者的怀孕可能使这九个月的特征比预期的要多。多发性硬化不会剥夺女性的做母亲的权利，但这种疾病确实需要额外注意，以确保怀孕是安全舒适的，并尽可能是快乐的。

目前没有证据表明多发性硬化会损害生育能力或导致自然流产、死产或出生缺陷的数量增加。最近几十年的研究也推翻了怀孕使得多发性硬化长期恶化的神话，甚至有一些已发表的研究表明，怀孕与一个更好的长期过程有关。

二、"尝试"时期要考虑的因素

先咨询你的医生！服用任何改善疾病的治疗药物（克帕松、倍他松、利比或干扰素）和免疫抑制剂（如诺凡特龙或环磷酰胺）的男性或女性应该与医生讨论怀孕期间的药物使用计划。

美国食品和药物管理局（FDA）对疾病治疗药物有明确建议。"正在积极备孕的多发性硬化患者不应该接受这些药物治疗，"纽约州立大学石溪分校健康科学中心的医学博士Patricia K. Coyle说，"主要担心的是胎儿发育受损，特别是在最初几周，其次担心药物会增加流产的风险。"

想要成为父亲的多发性硬化患者不必停止服药，但Coyle医生会考虑让男性服用已知为细胞毒性（或细胞杀伤）剂的多发性硬化药物。"我希望降低染色体损伤的风险。"她说。

为了帮助女性减少她们使用药物的时间长度，克利夫兰诊所的斯通博士建议使用排卵试剂盒和其他非医疗方法来增加概率。“从理论上讲，”她说，“大多数生育治疗在多发性硬化中是安全的，但实际上没有相关数据。”

三、怀孕：保持安全和舒适

了解了多发性硬化的神经科医生还是支持怀孕的。接下来的任务是寻找愿意与多发性硬化医生合作的理想产科医生。

“确保产科医生知道你的病情，”Coyle 博士强调，“如果你不希望出现意外，你可以同神经科医生一起寻找产科医生。”

如果该女性患者几乎没有残疾，那么她可以被视为常规产科患者。从事多发性硬化诊疗的神经内科专家认为，除非有其他医疗问题，或者女性在感觉或行走方面存在很大困难，否则不应该贴上“高风险”标签。

至于症状方面的预期，目前的观点是：怀孕似乎对女性患者有保护作用，可能是因为怀孕改变了免疫反应的方式。怀孕期间复发或恶化的次数减少，特别是在孕中期和孕晚期。

最后三个月使所有孕妇都感到不舒服，女性患者可能会出现膀胱和肠道问题的加剧。随着孕妇的体重增加，她们的重心会发生改变，偶尔会出现不稳定的步态或失去平衡，这是一个更大的问题。这个时候需要安装扶手杆，特别是在浴室里，还要在关键位置留下一些坚固的椅子。为了最大限度地保证安全，建议妊娠晚期使用拐杖或者轮椅。

怀孕会增加尿路感染的可能性。“孕期必须对尿路感染进行治疗，因为它们可能威胁到胎儿和母亲的健康。”斯通博士说。

四、分娩：这是宝贝时间

对于患有女性患者和其他女性来说，分娩通常是相同的，不需要特殊管理。

五、开始：母乳喂养和其他问题

分娩后的前六个月可能很困难。事实上，在产后估计有20%~40%的复发风险。知道这一点，父母能够制定明确计划如何处理这种情况，并且大量证据表明，复发率的上升是暂时的。

许多多发性硬化专家赞成尽快重新启动疾病治疗药物以控制疾病，但没有人知道这些药物是否会进入母乳。如果他们这样做，没有人知道他们是否对婴儿有危险。医生只有一个真正安全的建议：在母乳喂养期间避免使用改善疾病的药物。

这就是困境：母乳喂养意味着在复发危险增加的时候放弃药物保护。另一方面，强烈建议婴儿使用母乳，而且大多数女性都会珍惜哺乳婴儿的经验。

六、思考未来

抛开药物和症状退一步来说，正在考虑做父母的患者需要越过怀孕或者宝宝的健康，来思考10年后发生的事情。愿意看清楚长期情况的夫妻更有可能很好地应对未来的挑战。

要好好听医生的话才能孕育出健康的宝宝。

对于女性患者来说，怀孕是一个重要时期，目前并不能下结论怀孕对于病情有什么影响，至少还没有正式的研究可以说明这一点。

这点对于想要小宝宝的家庭来说是个不错的消息，但是在备孕期间也要十分注意药物治疗的选择，最好能够提前和你的医生说明这一情况。

怀孕之前要考虑的是对于疾病有最大缓解作用，而怀孕之后还要考虑的是对于宝宝的副作用为最小或者没有副作用。

保持怀孕期间的安全和舒适是对孕妇最好的呵护。

同样，怀孕期间你也需要一个医疗团队来保驾护航，直到宝宝的出生。神经科医生会给你的病情给出最适合的建议，妇产科医生会对宝宝及母亲的孕期反应给出合理应对。

相比较于普通正常孕妇，多发性硬化患者在怀孕阶段确实需要更多的关注和保护，不仅是来自医护人员，还包括家庭成员在内。

成功分娩后，接下来需要注意的是宝宝的喂养问题，有些治疗药物可能会影响母乳成分的改变，进而对婴儿产生影响。

另外一点是对于患者来说，药物能否最大程度控制病情也是一个需要重视的问题。

我太难了，如果有来世我一定要健健康康的，好好享受一下人生的乐趣！悲伤怎么那么大。

第 4 节 家庭生活引导

一、关于多发性硬化的一些误解

1.“多发性硬化是致命的”

有研究表明，由于疾病并发症或其他疾病，多发性硬化患者的平均寿命可能比一般人群少 7 年。但是我们相信随着治疗方面的突破，医疗保健和生活方式的改变，多发性硬化患者的预期寿命会逐渐增加。在某些罕见的病例中，疾病迅速发作也可能是致命的。

2.“每个多发性硬化患者迟早都会坐在轮椅上”

这是不对的。许多多发性硬化患者仍可以独立行走，而且随着康复疗法和其他治疗方法的进步，患者的自由活动时间会越来越长。能够行走的人可以选择使用轮椅、手杖、踏板车或其他装置来节省能量或防止坠落损伤。

3.“坐在轮椅上的生活只是半条命”

使用轮椅的人可以工作、驾驶汽车、旅行、参加体育运动，保持有意义的家庭和社交生活，为社区做出贡献，并且同不使用轮椅的人一样追求梦想。

4.“饮食可以治愈多发性硬化”

没有发现特定饮食能够治疗多发性硬化或减缓疾病进展，但是各种饮食策略的研究仍在继续。

5.“多发性硬化与肌肉萎缩症相同”

肌肉萎缩症是控制运动的骨骼或随意肌疾病，而多发性硬化是中枢神经系统疾病，损害控制肌肉的神经，而不是肌肉本身。

这两种疾病完全无关。

6. 我患上了多发性硬化，接下来会发生什么

没有人能肯定地知道，但应该和你的医生谈谈具体情况。你最常听到的词语是“不可预测的”和“可变的”，这种不可预测性是与多发性硬化共同生活的一部分。

二、多发性硬化和你的生活

1. 多发性硬化会遗传吗

多发性硬化不是直接遗传的，但有研究确实揭示了家族的倾向，这意味着兄弟姐妹或其他近亲更有可能患上这种疾病。

2. 康复治疗可以提供什么

康复治疗不能改变多发性硬化本身的病程，但可以改善健康，提高独立性和生活质量。

物理治疗可以帮助加强因废用而减弱的肌肉，改善平衡和活动能力。职业治疗可提高日常生活的独立性，职业理疗师可以帮助多发性硬化患者获得最大程度的独立性和最佳功能，教授穿衣、梳理、进食和驾驶的技巧。他们还可以提供协调和力量练习，并提供技术设备和策略，来适应家庭或工作场所，提高安全性、生产力和独立性。

语言治疗可以解决由于身体虚弱或协调不良而导致口语或咀嚼和吞咽等方面的问题。

认知康复治疗可以有助于改善记忆、注意力、信息处理和提高解决问题的能力。

3. 雇主需要知道什么

是否需要向同事和雇主披露你的诊断取决于你自己。从法律上讲，你无须透露此信息。如果你正在面试新工作，潜在雇主查询你的健康是非法的，只有在提供就业机会后才能进行体检。多发性硬化因人而异，对工作情况的影响也是如此。

4. 与孩子谈论多发性硬化的最佳方式是什么

当某些事情异常时，孩子很容易察觉到，他们需要明确的、符合年龄的解释。主动讨论问题有利于任何年龄的儿童。通常他们比父母想象的更有弹性，更能接受具有挑战性的现实。孩子需要父母始终如一地关心，无论多发性硬化带来什么，他们都会是安全的。

5. 吸烟或饮酒会影响多发性硬化吗

最近的研究表明，吸烟以及接触二手烟会增加患者患多发性硬化的风险并加速疾病进展。过量饮酒会导致协调能力和平衡能力变差，言语不清，还会损害判断能力。所有这些都会使现有症状加剧，但还没有证据表明酒精会使多发性硬化恶化。

6. 温度变化如何影响多发性硬化

温度变化不会使多发性硬化永久恶化，但许多患者发现炎热、潮湿的天气，洗热水澡或发烧会暂时使他们的症状加重。尽管这种暂时性恶化（称为假性加重）可能感觉像是真正的多发性硬化发作，但症状会随着身体温度恢复正常而改善。

7. 接种流感疫苗怎么样

应该与医生讨论你的个人情况。季节性流感疫苗对于多发性硬化患者是安全的，包括正在进行疾病改善疗法的人。然而，多发性硬化患者应该只接受含有灭活或“杀死”病毒的季节性注射疫苗，避免使用含有活的或减毒的流感病毒疫苗。

8. 维生素 D 怎么样

有证据表明维生素 D 可能在降低患多发性硬化的风险和减缓多发性硬化患者疾病进展方面发挥作用，但还需要对维生素 D 进行更多的研究。与此同时，多发性硬化患者应与医护人员讨论他们的情况，以确定适当的维生素 D 策略。

9. 什么是底线

多发性硬化对你来说是独一无二的，但它不是你的身份，你仍然是一个人，只是多发性硬化的诊断可能需要你能够适应你的生活。以下是保证生活质量的一些提示：

照顾好自己。均衡饮食，适当运动，适时休息
保证你的情绪健康。找到与你交谈并分享感受的人。如果你一直感到悲伤、绝望或焦虑，请寻求专业帮助
尽量与你的医生和其他专业人员合作，来管理你的疾病
在感觉舒适的时候与患有疾病的其他人联系，与他人分享关于应对多发性硬化的小技巧、信息和感受

多发性硬化对未来构成不确定性。在某些时候，你需要检查你的财务计划、保险范围、住房需求和其他实际问题，进行长期的人生规划。

嘿呀，我现在还能好好吃饭饭和睡觉觉，知足的人最快乐。纵有悲伤千万种，偶要勇敢向前冲。

建议患者限制糖分和钠的摄入，增加水果和蔬菜，多选择瘦肉来源的蛋白食物，并摄入足够的纤维素和水。

初次诊断的患者可能很担心以后的生活，但是渐渐就会习惯与多发性硬化相伴。

除药物以外的其他康复治疗也是有必要的，加强体育锻炼，训练协调能力和加强记忆等方面。

在特殊情况下，多发性硬化患者同样可以恢复正常工作，不会遭受歧视或不公。

不管对于普通人还是多发性硬化患者来说，尽早戒烟都是一件好事，二手烟的危害也不容忽视。

避免用热水洗澡，使用与体温相近的水比较合适。天气炎热也要注意防晒，及时降温。

在自己对于某些情形不清楚或者不确定的情况下，及时咨询你的专业医生，会得到合理的建议。

保持一个乐观的态度，与多发性硬化相伴的生活就不会太糟糕(๑•̀ㅂ•́)و

第14章　社会生活

第1节　今天气色不错哦

许多多发性硬化症患者都有“隐形”的临床症状，再加上和其他人看不到的东西（愤怒、疑惑、沮丧和恐惧）一起生活，会对日常生活造成一系列的影响。有些人认为你并没有真正的疾病，会看着你说“你看起来很棒哦”，这会破坏你的自信和人际关系，阻碍你寻求治疗或帮助，这意味着你需要指导你生命中重要的人去了解多发性硬化的临床症状和你正在经历的症状。

一、多发性硬化常见的“隐形”症状

1. 疲劳

每个人都有疲劳的时候，但多发性硬化患者会受到疲劳的严重打击，这种疲劳有时会让人感到难以承受，而且很难向外界解释。同时多发性硬化患者通常会在一些活动上花费额外的精力，比如抬腿走路，这些活动增加了多发性硬化疲劳的负担。

2. 记忆力下降

虽然每个人都有健忘的时候，但多发性硬化症患者的人可能会出现记忆缺失，这是认知障碍的信号，这是多发性硬化症患者最具挑战性的隐藏症状之一。多发性硬化症协会的神经学家研究

发现，认知障碍影响到60%的多发性硬化症患者，虽然这些问题通常很轻微，但它们可以对一个人的生活产生重大影响。

3. 膀胱或肠道问题

许多多发性硬化症患者都有膀胱或肠道问题。与这些症状相关的尴尬和焦虑会导致人们切断社交、性和公共活动，导致孤立和抑郁。此外，这些症状，如果不治疗，可以发展成严重的医疗问题。

此外，疼痛、视物模糊、麻木、刺痛感、热感、头晕、平衡或协调等问题也是多发性硬化患者常出现的“隐形”症状，对于这些在别人眼里看不到且无法理解的不适感，重要的是要认识到通过药物、饮食或者行为的改变可以在很大程度上缓解或控制这些症状，或者你可以与您的医生、护士联系，从而获取一对一的指导。

二、保持自信

安妮，一个佐治亚洲的多发性硬化患者曾说过这样一句话：我认为最难处理的是“在别人眼里你所看起来的”和“你所感受到的”总是处于一种对立相反状态，这可能说出了大多数多发性硬化患者的感受。当你向身边的人频繁抱怨你的疲劳、头痛等是如何的让人闹心，你的家人、朋友甚至医生可能都会怀疑你的感受的真实性，在他们眼里你总是“看起来气色那么好”，无法去切身体会你的感受，久而久之，你可能也会开始怀疑自己。因此面对这种隐形症状给你带来的矛盾感，你要不断适应并接受，首先你要了解多发性硬化在你的身上是什么样的，毕竟每个人的多发性硬化症状不一样，你可以选择把自己的症状记录下来，或者同能与你感同身受的人、心理健康顾问或自助小组交流，这样会让你正确认识到自己并且重拾自信。

三、其他家庭成员的理解和支持

当一个家庭的一名成员患上多发性硬化这种疾病时，家庭中的每个人都会受到影响。大部分家属无法体会并感受到多发性硬化“隐形症状”所带来的烦恼和痛苦，这些都会阻碍家庭内部的沟通，为此家庭中的每个人都需要了解多发性硬化，可以通过阅读我们这本书或其他科普作品，这样就不会怀疑“隐形”多发性硬化症状是否真实存在，有了你们的支持和理解，多发性硬化患者才不会轻易退缩和放弃。

四、良好的医患关系

多发性硬化患者有时不愿意或没有准备好与他们的医护人员谈论看不见的症状。或者，他们可能没有意识到这些问题与多发性硬化症有关。而大部分医生并不只是想知道你有什么症状，他们也想知道这些症状是如何影响你的生活的，并且一些最重要的治疗目标也是围绕对你来说最重要的事情来制定的。因此，能够清楚地描述正在发生的事情以及它如何影响你的生活，更有利于与医生建立有效的工作伙伴关系，从而提高应对疾病的能力。你可以通过把你想问的问题和目前所经历的症状列一个清单，也可以写一个简单的健康日记来增进交流，这样更有利于你的医生了解你目前的状况，从而更有效的针对你目前的状态来制定治疗方案。

五、帮助和支持

就多发性硬化患者而言，面对“隐形”症状给自己生活带来的烦恼和影响，坦露他们对多发性硬化“隐形”症状的担忧是非常重要的。如果你的症状被隐藏起来，大多数人不会知道你患有慢性疾病。然而，每个多发性硬化患者身边需要一些了解你情况的人，互相倾诉，相互交流。

针对多发性硬化症给患者带来的隐形麻烦和生活上的不适感，全国各地多发性硬化自助组织如雨后春笋般涌现，在自助小组中，各成员都能互相理解，选择能与你感同身受的人相互倾诉、交流，这对于面对周边人总认为“你看起来气色很好”的世界来说会有很大的不同。

第 2 节　接触社会

如果多发性硬化症（MS）对你“一见钟情”，不必惊慌和不知所措，你身后不仅有着数以千计的科学家为你出谋策划，你还可以通过登录多发性硬化在线交流社区，通过同与你感同身受的人交流，踏出自我囚禁、焦虑的区域，与全世界的多发性硬化患者、了解多发性硬化的志愿者及相关领域的医疗人员建立联系，更有助于病情的好转。

其实，你并不“孤单”。

一、当患上了多发性硬化，你会怎样

“我是不是治不好了？我的病情是不是加重了？我会不会残

疾啊？”当患上了多发性硬化你可能会成千上万次在脑海里重复这些疑问，可是陷入担忧、烦闷、苦恼这种不良情绪的死胡同，根本不利于病情的发展。甩掉烦恼，端正心态，才能帮助你走上抗争多发性硬化的正道。

二、今天你上网了么

“刷微博？逛淘宝？追剧？”，今天我们要谈论的上网可并不简单。国外有不少以多发性硬化为核心的网站，提供了各种各样的资讯和机会，与有类似生活经历的人交流，甚至是与经过训练的志愿者进行交流，这对于个人是很有帮助的。但国内鲜有这样的网站。这和我国的经济发展水平与社会的重视程度有关。这也是目前迫切需要改善的地方。

三、今天，你也可以成为多发性硬化的“资深教授”

所谓“赠人玫瑰，手有余香”，我们同样可以在网站或朋友圈上与他人分享你与疾病战斗的经验、心得体会，为来自世界各地的成千上万的人（包括多发性硬化患者、患者家属及相关医疗人员等）传递能量和希望，今天，你也很棒哦，你就是别人眼里的多发性硬化“资深教授”。

多发性硬化对每个人的影响都不一样，你焦虑、烦闷的心情可能无法得到你身边亲属的支持，这就是为什么有一个你可以依靠的人，以你需要的方式提供支持是很重要的。通过“上网”或“打电话”等方式与有类似患病经验的人交流，不仅可以缓解自己的情绪，同时有利于疾病的治疗。

第 3 节　帮助他们

当面对这种像“临时炸弹”一样可能随时发作的疾病，多发性硬化症患者和他们的家人经常为医疗费用而烦恼，甚至为医疗保险而挣扎。一项对于多发性硬化症患者的调查发现，许多多发性硬化患者或其他疾病患者往往因为两个主要原因而保险不足：①健康保险公司能够向他们收取更多的费用，这是由于他们之前已经存在的健康问题（一种被称为医疗承保不足的做法）。②是因为昂贵的医疗费用让他们承担了高额的自付费用。

我们期待新的医疗保险政策，除提高其覆盖面之外，还包括对医疗保险费率和自付费用处于高位的人提供新的保护。尽管这些改变可能无法避免你或你的家人因多发性硬化护理费用而面临的所有经济负担，但它们应该有助于防止出现最糟糕的情况，比如不得不停止治疗、承担巨额医疗债务或宣布个人破产。

1. 不再歧视现有条件

我们期待保险公司能不再拒绝或限制医疗保险，也不会因为存在既存状况而向人们收取更高的费用。

2. 终身福利上限被禁止

禁止保单的寿命上限和因既存状况而取消的保险

3. 禁止年度上限

禁止对保障福利和其他福利（例如每年专科医生的就诊次数）设置年度上限。

4. 免费的预防保健服务

通过个人、以工作为基础的计划、医疗保险或医疗补助计划

（基于证据的预防健康服务，如癌症筛查、常规疫苗接种、骨密度测试等）覆盖的患者，不能收取任何可扣除的费用、共同支付或共同保险。

5. 最大现金支付成本

个人和团体健康计划的参保者每年的自付费用最高。此外，由于上限与每年保费的变动率有关，未来数年上限可能会略有变动。

6. 综合效益

我们期待所有出售给个人或小型雇主团体的医疗计划，以及所有医疗补助计划，都必须涵盖一套全面的项目和服务，即基本健康福利。理想中的基本健康福利必须包括以下 10 个类别的项目和服务：门诊病人服务；紧急服务；住院治疗；妇幼保健；精神卫生和物质使用障碍服务（包括行为卫生治疗）；处方药；康复和保健服务及设备（耐用医疗设备）；实验室服务；预防和保健服务以及慢性病管理；以及儿科服务（包括口腔和视力护理）。

在别人眼中，深受多发性硬化困扰的你看起来是这样子的……

面色红润。

红光满面。

身强力壮。

• 然而，深受多发性硬化困扰的你时刻体会着多发性硬化给你带来的诸多麻烦……

疲乏无力、两眼发黑、瘫倒在地。

记忆缺失。

尿频尿急尿失禁，膀胱不受控制！

·总之，多发性硬化患者在生活中承受着很多“不被外人看见但时刻感受着”的“隐形”症状。

·当多发性硬化患者总接收身边的人对自己说“你今天的气色真的很好哦”这种信息时。

·这种经历会给多发性硬化患者带来矛盾感，久而久之，会对自己的感觉产生怀疑，当然也会影响你的人际交往。

·为此不论是多发性硬化患者还是作为多发性硬化患者的家属，你都需要详细了解多发性硬化的隐形症状，这样才能真正体会到这些症状给生活带来的麻烦，同时感受到多发性硬化患者的内心需求。

◎对于多发性硬化患者

1. 保持自信

2. 学会倾诉

3. 寻求帮助

当你不小心被多发性硬化赖上，你可能会出现下面的一些症状……

视力受损。

眩晕。

行动不便。

口齿不清。

大小便机能失调。

多发性硬化易反复发作，发作时就像“临时炸弹”一样突然爆发，昂贵的医疗费用是一个多发性硬化患者及其家属不可避免的烦恼，而医疗保险只能稍微缓解这种费用负担。但自从医疗保险政策出台，或许更能使医疗保险发挥作用，为此不管是多发性硬化患者还是患者家属，都应该好好了解医疗保险政策的变动，这样才能更好发挥它的作用。

第 15 章　Yes, you can（你能行）

对于每一位患有神经免疫疾病（如多发性硬化、神神经脊髓炎谱系疾病等）的患者而言，我们不仅要管理好自己的情绪，维持正常的日常生活、家庭生化和社会生活，更为重要的是，要笑对生活。要做到笑对生活，最为重要的一点是：要相信自己，我能行！！！

看到这一章的读者，您要相信，我们不是“灌鸡汤”，我们想让您知道的是，放下思想包袱，笑面疾病；不依赖，保持独立；不放弃，你能行！

第 1 节　面对疾病
——学会和疾病共生

作为医生，最高兴的事情不是诊断了多少患者，也不是多少患者出院了，而是他的患者最终回归了社会、回归了正常生活。

免疫系统疾病的治疗并不是一个短暂的过程，在长期诊疗、随访免疫病患者过程中，我们发现，人们的日常作息、生活习惯、心理和情绪对免疫系统疾病的病情有很大影响。我们知道，自身免疫性疾病是由于免疫系统失衡造成的，通过多方面的调节，免疫系统可以渐渐地趋向平稳，这样的话疾病也可以趋向稳定，少复发。可如果患者经常熬夜，饮食无规律，不节制，情绪控制欠佳，波动很大，经常烦躁，焦虑或抑郁，那么免疫系统的不平衡会加剧，使疾病越来越严重。

可是，患者在刚生病的时候，那些情绪是本能产生，怎么能控制住呢？我们一起来看一个例子：

记得五六年前，我遇到的一个患者，50多岁的男性，突然出现了左眼视力下降的问题，之后是右眼，来到医院检查之后发现是视神经脊髓炎。他自己开了一家饭店，这个年纪，正是上有老下有小，负担最重的年纪，他来看病的时候，我能感到他特别焦躁不安。他的主诉很多，觉得身体上有各种各样的不舒服，也一直在担心，问我：医生，怎么总看不好？我的眼睛会不会瞎掉？

真的是担心什么来什么，没多久，他的一只眼睛就失明了。那个时候我给他调整了很多治疗方案，用过很多药物，可是治疗效果并不好。病情发展得越来越严重，他的脊髓上有病灶，胳膊和腿也出现过无法自由活动的症状。

在治疗的过程中，患者接受了很多健康科普教育和心理疏导，一开始的时候，并没有太多效果，后来似乎是时间改变了一切。过了一两年，虽然病情没有太多好转，这位患者渐渐接受了生病这个事实，接受之后，他的心情也平静多了，情绪不再像最初那么波动。有时他来看病，会对我说：周医生，我感觉要复发了，你帮我看一看。

当生病很长时间之后，他对自己的疾病很了解，知道如何去看顾它，对它也不再那么抵触了，也就是说，他和疾病有了一种共生关系，他和疾病和平相处了。

而在那之后，他的状况也发生了变化。之前由于总是复发，他隔三岔五地就要来看病，而等到接受了之后，他来看病的频率减少了很多，有的时候他会打电话来向我咨询，也会和我说起他的生活状态，他说自己现在不那么着急了，平时有空就在山里散散步，走走路，病情好多了，身体恢复得很不错。

听到他在电话里说“医生，我挺好的”，我真的很高兴。而在他这样的患者身上，我越来越意识到人的情绪状态对疾病的影响。在随访中我们发现，患者发病一到两年之间，复发频率频繁，那是因为患者一开始得病的时候总觉得难以接受，情绪波动很大，而等到对疾病有所认识，接受之后，复发频率就会有显著下滑。

在生病之后，对于患者，首先要做的，是要找到合适的医生，进行疾病的规范诊治，自己要做的就是了解疾病，做到心中有数，记住，自身免疫性疾病，是身体里的免疫系统失去平衡，免疫系统错误地攻击了自身组织而致病的，只要人活着，身体的免疫系统存在，疾病就有复发的机会，但也不要担心，只要身体的免疫系统存在，保持平衡，疾病就有少复发、不复发的机会。

不需要吃任何提高免疫、增强免疫的药物或保健品，管理好自己的日常生活和作息规律，保证充足的营养摄入，且饮食均衡，戒烟限酒，适度运动，保证良好的睡眠，保持稳定、平和的心态，正确面对疾病，并和医生保持沟通做到以上，就可以和疾病和平共处了。

第2节　保持独立

——规划引导常变的照顾需求

多发性硬化（MS）和视神经脊髓炎谱系疾病（NMOSD），其症状因人而异。对某些多发性硬化（MS）患者而言，症状从一开始就呈现出逐渐加重的表现。因此，对于患者症状的管理，以及最大程度的保持独立是最为现实的目标，以获得完整、有意义的生活。

目前，社会对于功能残障人士的康复、就业、社保、参与公共事务和社会生活等方面还是非常重视的。“在家有尊严、出行有便利、社会有尊重、幸福有上升”已经成为社会共同努力的目标。在这样的大环境下，个人可以根据自己的需求，在充分了解哪些是可以选择利用的前提条件下，规划好自己的出行和社会活动。

以下内容旨在为家庭保健服务提供引导，为规划未来、把握当下提供参考和生活引导。

一、家庭规划

如同每位多发性硬化（MS）患者的症状不尽相同，其家庭生活环境也是完全不一样的。有些是生活在邻里和睦、小区生活丰富的社区，有些则是生活在郊区，或者因为生活的压力不等不搬迁，进入一个新的、陌生的环境。

每位患者所处的人生阶段也不相同，而且每个家庭的经济情况也不同。有年幼子女的家庭、子女已经长大的家庭或年老退休的空巢家庭，这些现实情况都会具体影响到每一位患者在家庭中能获得的帮助，家庭成员的现实需求和选择。每个家庭必须根据家庭的条件及可利用的资源制订合适自己的计划。

家庭成员的具体情况也将以自己的方式影响到多发性硬化（MS）患者，这会使情况更为复杂，包括家庭成员所在的地方、年龄、经验、责任、需求、情感等。有些人想了解和学习疾病面临的挑战，有些人愿意独自处理但不想去想太多关于疾病本身，除非在有需要时。有些人欢迎其他人到他们家提供帮助，但有些人对有陌生人到家会感到很不舒服。

家庭所处的社区也有很大的不同。有些社区访问容易且有轻松可得的设施服务。但是也有一些社区，建筑陈旧、出入不便。而在广大的农村，所能提供的便利设施就更为有限，甚至交通和运输都存在极大的不便。

针对这些具体的原因，每个家庭都要根据具体的情况作出规划和安排。在这当中，最重要的是确保家庭的每个成员都参与了规划的讨论，包括需要达到的共识以及下一步该做什么。

二、家庭内部的谈话

由于多发性硬化（MS）是一个不断变化的疾病，因此需要持续的家庭家庭成员间对话和交流。

忠实于自己的情感和选择很重要，即使你可能不理解或不同意其他人。多发性硬化（MS）患者可能认为家庭成员应该帮他做任何需要做的事情，包括取药、跑腿、打扫或其他帮助。同样，家庭成员也认为自己总能够满足其需要。但意外的生活事件、职业要求或健康状况会造成问题和影响。

如果存在这些问题，应该注意、承认并试图去解决：

- 多发性硬化（MS）患者家庭成员做什么是对的？什么是该做的工作，什么是不该做的？
- 患者的医疗需求是什么？个人护理需求是什么？谁在做什么？是否会改变预期？
- 患者是否得到良好的临床护理并且对提高生活质量有帮助？
- 家庭成员应该做什么？有什么新的或额外的压力吗？该如何处理？
- 我该如何知道哪些社区资源对自己有帮助？
- 对于经济资源是否存在清晰的理解？

当家庭对话存在困难时，当存在保健需求时，每个受影响的人都可及时分享各种感受及观点。不是每个人都能够同意接下来发生的每件事情。简单地承认讨论中存在的困难对每一个人都是有好处的。认识到大家都想共同努力是达到最好解决方案的前提。相互的感情交流、互相鼓舞能够让讨论恢复平静。讨论开始前设置的一些简单规则、让每个人都能够充分表达自己的思想是有帮助的。讨论的过程中尽量不要中断，如果你有不明白的地方，可以在对方讲完后请求其进一步解释。

但是，尽管已尽了最大的努力，仍不能达到一个可以共同接受的决定的时候，需要考虑对外求助，包括社会工作者、志愿者等可以提高交流和理解，咨询对于释放压力和缓解情绪也是不错的选择。

三、家庭中需要的更多帮助

服务的治疗和生活质量取决于下列因素：

- 可利用的高质量护理和帮助，防止疾病相关并发症。
- 安全的环境。
- 可行性。
- 适当的设备和其他辅助技术。
- 社会化。
- 赋予生命价值的机会和活动。

这些需求不仅仅是依赖家庭和朋友，如有需要其他的社会资源也是可以用来满足这些需求的。需要寻求的社会资源包括：

- 可以给谁打电话咨询，或互联网资源获得帮助？
- 什么组织或团体可以帮助我们？
- 假如有必要，可以找谁来帮自己做宣传？
- 谁可以为家庭训练为患者提供实际援助的人？
- 谁了解工资和福利规定或制度？
- 如果保险和/或其他覆盖不可用，费用将如何支付？
- 如果家庭成员不能提供经济方面的帮助，应该联系谁？
- 如果经济存在问题，抵押房产贷款是否明智？

需注意的是，寻求更多帮助的家庭需明白的第一步是正在的需求是什么？主要寻求解决的问题是什么？是一个打扫卫生的钟点工？还是日常护理的保姆？是否需要进行家庭设施的改造或增加什么辅助工具？患者本人孤单吗？安全吗？一旦确定了需求是什么，就可以开始寻求帮助了。

功能	独立	需少量帮助	需完全帮助
行走	☐	☐	☐
使用移动设备	☐	☐	☐
穿衣服	☐	☐	☐
二便功能	☐	☐	☐
梳妆	☐	☐	☐
饮食	☐	☐	☐
药物安置	☐	☐	☐
出行	☐	☐	☐
个人卫生	☐	☐	☐
家务	☐	☐	☐
方位定位	☐	☐	☐
财务 / 付账	☐	☐	☐
超市购物	☐	☐	☐
自我护理	☐	☐	☐
膳食准备	☐	☐	☐
紧急疏散	☐	☐	☐
社交能力	☐	☐	☐

需求评估

家政服务中介常问问题

- 你们的工作是否购置保险、医疗保险、医疗补助？
- 你们能提供什么服务？
- 你们是否符合我的需求？
- 你们对员工提供什么样的培训？
- 你们的员工护理过多发性硬化（MS）患者吗？
- 他们接受特殊培训吗？
- 分配给我员工能否坚持？
- 如果某一天的她/他不能来，该如何？
- 钟点工的最低服务时间是否有要求？每小时工资是多少？
- 服务时间可变吗？旅行时间收费？
- 是否对员工进行了背景调查？
- 账单如何处理呢？

私人雇佣常问问题

- 你能告诉我，你作为家庭护理的经历吗？
- 这些都是我需要你做的，你能做到这些吗？
- 你有照料残疾人的工作经验吗？
- 你知道多发性硬化或视神经脊髓炎吗？你愿意了解这些方面的知识吗？
- 你熟悉移动设备如电梯等吗？
- 你有出行的经验吗？

- 你有驾照吗？对宠物过敏吗？
- 有人愿意推荐你或有担保人吗？

四、当需要家庭式帮助或辅助时

假如你认为请家庭护工对于多发性硬化（MS）或视神经脊髓炎谱系疾病（NMOSD）患者而言并不实用，或者出于安全考量，为照顾病患，还有一些其他的选项和选择可提供参考。例如：医养机构、日间照料中心和养老（护）院。

哪些因素会导致患者考虑这些机构呢：

- 因为自己或家人在准备餐食、整理家务和个人护理上感觉耗费了大量精力，病史感到十分疲惫。
- 孤独和无助感。
- 无法按时按量服药。
- 视力下降和回家迷路。
- 短期记忆下降或健忘，影响安全。
- 需要更多的社交活动。

第3节　你能做到

尽管多发性硬化（MS）给家庭每一个人的生活带来了挑战，但如果教导患者“哪些是能做的”，让生活变得更为充实，更为有意义，患者仍能够有一个完整的生活。以下将从症状管理、健康生活和家庭生活、人生规划与独立三个方面数十条细节条款展开。相信您看完之后，会立马对自己说，是的，我能行！

一、症状管理

1. You Can 改善平衡

患病后，你可能会失去平衡。但是，如何采用一个安全、突破自身局限性的方案去改善平衡，是我们所要面临的问题，也是一个极具挑战性的问题。

（1）如何开始改善平衡：首先需要医生确定，多发性硬化（MS）是导致你失衡的原因。因为，除了多发性硬化（MS）外，还有其他原因也可导致失衡。通常需要有多发性硬化（MS）治疗经验的理疗师或康复医师，来评估你的平衡问题。同时，理疗师或康复医师可根据情况设计训练方案、教导相关技巧改善平衡。

在训练计划前和您的医护一起讨论练习方案和康复技术。

（2）常用的改善平衡技能：

“前庭练习”：这些相关的练习或技术的设计是用来改善平衡的。有助于适应性学习，包括眼或头的运动、紊乱或异常的视觉输入、负重运动等。

代偿性技术：包括楼梯上使用扶手，或在快要失去平衡时获得充分休息，这些简单方法可以确保改善疲劳。手杖、助行器也是主要的辅助工具。使用辅助工具并不意味着向疾病屈服，其更重要的是改善个人形象、提高安全性，避免因平衡问题而滑倒或摔倒。

2. You Can 继续前进

对于多发性硬化（MS）慢性患者而言，忽略自己的失能状态，继续前进是最重要的事情。

多发性硬化能做的一些能做的事情，包括走路、开车或其他保持前进的方法。

- 首先，提前看到潜在的障碍。
- 其次，脑海中形成行动计划图。
- 最后，进行动员。

了解你的选择，确定最佳路径。这可能不是最短路径，但应该是最安全的。

1. 提前联系

在离家前，打电话给负责人询问需要提供的特殊需求，如停车、电梯和坡道等等你所需要的。

2. 充足的时间

提前抵达，则不会有时间上的压力，而晚到则不然。做计划时候预留多余的时间，提前预订或提早等待是有益的。

3. 收集多种移动工具设备

运动的辅助器具必不可少，准备适合自己的器具设备，包括拐杖、助行器、轮椅等等。

4. “我想和你握手”

假如你有同伴，你扶着他/她是安全的，而不是你的同伴扶着你。

5. 灵活和灵巧

和你的家人朋友解释，你需要一些增加灵巧性的工具或训练。很多人并不理解多发性硬化（MS）症状的变化多样，特别是疲劳，因此需要对他们进行宣教。

6. 每日放松计划

阅读、看电视、听多媒体音乐或躺下休息，这有助于放松身心。

保持日常活动并适当休息确信所需消耗能量在合理范围。

7. 评估和适应自己的家庭 / 工作生活

将你常用的物品放置在固定的地方，这样在使用时不必在需要使用的时候寻找它。适应环境，并使自己的活动更有效率。

8. 成为自己命运的大师

不要假设自己需要什么。要成为自己命运的大师。寻求需要的帮助。不要忘记说声“谢谢”。保持愉悦心智有助于乐享生活点滴。

9. 假如不耐热

不耐热会影响到行动能力。学习如何应对，何时该行何时该止。

有时集中在需求上，忽略了周围的美。享受旅途，同样需要注意现实中存在的一些细节问题。最后，练习是最基本的调节方法。

3. You Can 异常感觉管理

多发性硬化（MS）患者经常存在感觉异常，也称为感觉失衡，包括麻木、胸闷、刺痛或灼热。这些感觉的异常，如下肢的紧缚感、肌肉的张力和拉力异常。有时候这些感觉是痛苦的。即使不是痛苦的，对于运动、平衡也是具有挑战性的。

可以有多种方法管理这些感觉的变化，包括：

- 和医生交谈你的症状，药物也许有帮助。
- 锻炼，有助于维系你的运动相关的感觉功能。
- 尝试了解自己能够耐受热和冷的范围。
- 和医生或理疗师学习一些代偿性的技能，诸如使用视觉线索来弥补身体在潜意识中没有的那部分感觉。

使用拐杖或其他工具改善平衡和运动能力。

4. You Can 疲劳管理

很多因素可以导致疲劳，包括医源性因素、睡眠问题、和抑郁。此外，异常的神经传导也可导致疲劳。加上锻炼不足，肌肉力量不足进一步加重疲劳感。

最后，多发性硬化（MS）可形成独特的“多发性硬化（MS）疲劳”，这种疲劳日常出现，随着时间进展并常常因为热而加重。

是的，疲劳是一种症状表现，但我们能够管理它。

- 学习体力的管理技巧。向医生或理疗师虚心请教。
- 保持平和。
- 遇到困难时寻求帮助有助于节约体力。
- 练习：当感觉疲劳需要休息时，去进行适当的练习听起来是矛盾的。但它能促进你的能量水平并减少失平衡。
- 使用设备：考虑使用辅助设备，如轮椅有助于提高运动效能。
- 环境评估：工作和家庭环境要考虑到光线等相关因素，可以导致疲劳。
- 接受治疗：和医生交流疲劳相关的问题获得药物帮助，但可能不够。

让医护团队来区分不是疲劳的其他原因，诸如抑郁、疼痛或膀胱异常因素影响睡眠导致疲劳。这些继发因素是可以被治疗。

5. You Can 摔倒时的优雅

多发性硬化（MS）患者出现摔跤并不少见。在疾病各个阶段都可以有，滑倒或摔跤往往是一些细节上的小问题。

没有人愿意犯这种或那种小错误。摔倒除了让人受伤之外，还会感觉很窘迫。

（1）假如摔倒：

- 在你试图站起来之前，确信你没有受到很严重的损伤。假使受伤，请人为你拨打 120。
- 处于受控的状态。清楚地告诉周围的人需要寻求帮助，以及如何帮助你。保证你处于一个受控制的状态。
- 保持幽默。幽默能够使人放松，使自己得到平复。准备一些有意思的小故事是有帮助的。
- 感谢所有帮助过你的人。

（2）不能摔跤：

- 假如存在平衡问题、下肢无力就存在摔倒的风险。要和理疗师学习如何更安全的行走。理疗师能够教你如何安全的行走，远离摔跤。
- 如何，在和理疗师工作后，你能够较少摔跤。经常有人避开这些步骤是因为他们想走得看起来正常，但摔跤看起来不正常并且可造成伤害。

（3）减少风险的其他方法：

- 穿安全低跟的鞋 .
- 小心走路，保险起见，远离湿滑路段。
- 确保家里安全。保持行走区干净，远离电话线等等。

6. You Can 清楚发声和安全吞咽

多发性硬化（MS）能够影响语言和吞咽。40% 的患者存在发音困难，吞咽困难。但好消息是，有这些帮助，你能学会更清楚的发音和更安全的吞咽。

（1）你的语音康复治疗师：语音康复治疗师能够评估特殊的

拼音和吞咽症状，并推荐治疗。对于拼读症状，语音康复治疗师通过检查你的唇、舌和软腭，同时评估呼吸支持和控制，如何发音拼读单词，如何让他人更好的理解你。对于吞咽症状，语音康复治疗师评估在饮和吃时候的状态。你可能会被要求改变吞咽方式。在放射科可以通过吞咽造影评估食物和唾液混合的过程。基于评估的结果，语音康复治疗师可推荐特殊的饮食和吞咽策略。

（2）常见拼读症状：拼读问题能够轻易地被其他人发现并确定。多发性硬化（MS）导致的共同问题包括：

- 呼吸支持和控制减弱导致体积下降
- 唇、舌和软腭力量减小、变慢或不协调所导致
- 发音速率减慢、停顿不规则影响发音速度，导致在规定时间内完成困难
- 声音质量受神经肌肉累及软颚或其他发音器官影响

（3）讲得更清晰：尝试以下方法：

- 深呼吸。
- 大声讲、慢慢讲，让唇和舌有更多的运动时间。
- 尽量清晰：精确控制你的唇和舌减少不必要的含糊。
- 端正坐立：控制好呼吸。
- 停顿策略：几个词停顿一下让呼吸、循环得以维系。
- 自我评估：看着听你讲话的人，假如他 / 她看起来理解出现困难立即注意矫正。

（4）辅助设备：假如你的声音不够大，专家会推荐特殊的设备，如扩音器：

- 声音放大器（耳机麦克风），当需要大声说话的时候。
- 语音生成装置（尽管很少需要），当讲话无法辨别或晦涩难懂的时候。

（5）常见的吞咽症状：这些问题通常是轻度或很短的。如果长时间存在，能够造成营养不良。特别严重时，食物或液体可呛入肺中，导致呼吸问题，常见原因包括：

- 吞咽触发延迟：我无法开始吞咽。
- 因为无力导致食物存留在胃里：感觉仍有什么东西卡在我的喉咙里。
- 因为无力导致气道保护问题：食物进入气管导致咳嗽。

（6）吞咽安全：尝试以下步骤：

- 注意你的嘴：要勤刷牙和舌头，每天两次，减少细菌或肺炎的风险。同时应该规律的接受牙科检查。
- 当进食或饮水时坐直 90° 或稍微右倾。
- 小口慢食控制好。
- 注意进食确保其进入咽喉。咳嗽或清理咽喉保护气道。

7. You Can 倾诉疲劳

疲劳是多发性硬化（MS）生活中常见的一种症状。因为他的隐匿性，需要让其他人理解你的这种感觉。仅少数的多发性硬化（MS）患者感觉自己能够被真正的理解。采取一些计划，和家人、朋友和同事进行交谈，让他们理解你的症状，这很重要。

（1）和家人交谈：

- 用他们能够理解的方式，向家里的小朋友解释。对于稍小的儿童，向他们解释这是你多发性硬化（MS）疾病中的一部分即可；向较大一点的儿童用你自己的语言解释即可。

- 参与家庭活动如厨房、打扫包括休息，这有助于家人理解你的疲劳，而非偷懒。
- 管理你的体力，平缓活动，及时休息补充体力。

（2）和朋友交谈：

- 分享你的疲劳体验，让你的朋友充分理解，试着将他们同流感进行比较。
- 给朋友写关于多发性硬化（MS）和疲劳的材料。
- 不要让人感觉你时时刻刻喜欢解释，适可而止。

（3）和同事交谈：

- 和你同事分享你的疲劳，以一个相对轻的方式，让他们看到你工作的辛劳。
- 给同事写多发性硬化（MS）和疲劳的材料。
- 采用同事能理解的方式谈疲劳，试着和 100 米跑进行比较。
- 不要让人觉得你时时刻刻都在解释，要选择合适的时间和地点。

二、健康生活和家庭生活

1. You Can 为彼此“存在”

多发性硬化（MS），就像亲朋好友中“不受欢迎的客人”，从未离开。但你可以相互支持。这里有一些常见问题。

（1）“这就像我们三个——你、我和多发性硬化（MS）”：转移你的注意力到其他的事物如即将到来的社会活动，与朋友或家人外出、度假旅行。提醒对方，生活中你有很多事情要做。

（2）“我们会恢复正常吗”：你现在可能需要重新定义什么是“正常”。它可以帮助你回到正常，即使症状持续扰乱日常生活。

（3）“但是我们如何制定未来的计划”：拥有希望和梦想对心理健康至关重要。和家人分享你的目标并制定替代计划（计划 A、B 和 C）。未来变得不可预测时，这可能对你有帮助。

（4）“我们的脑回路是萎缩的”：孤立加剧抑郁。互相帮助是很重要的，努力保持与社会接触，在喜爱的餐馆获得满足，或和朋友们聚在一起看电影。

（5）“假如过去能做的事情现在做不到我会有罪恶感”：在很多事情上，你需要调整状态，改变方式或者创造新的方式让问题得到更好的解决，并在此过程中体会快乐。

（5）“但是，我想你能明白我的意思”：读心术或让其他人猜你的心思并不能代替交谈。表达出你的感受和想法，不要有愤怒和愧疚，这是健康关系的关键所在。假如交流存在障碍，寻求必要的帮助。

（6）“但这并不都是我真正所想的”：多发性硬化（MS）患者在想法、感觉和表达上同其他人有很大的不一样。减少悲伤、重新定义你的朋友圈可以让你获得更多认同感。你可以有一个成功的、稳定的和受支持的朋友圈。

2. You Can 健康骨骼

骨质疏松，是导致骨骼变得羸弱的一种疾病状态，每年可导致成千上万的人骨折。因为在多发性硬化（MS）急性期使用激素和活动量减少，多发性硬化（MS）患者较普通人存在更大的骨质疏松风险。不但是女性，男性也一样。研究表明诊断为多发性硬化（MS）的患者，男性患骨质疏松的风险和女性是一样的。

但做如下工作，能够减少骨质疏松的风险，让骨骼更健康：

- 负重活动。
- 柔韧性锻炼。
- 强度训练。

（1）负重：行走、爬楼或跳舞都是极好下肢负重方式。但是对于多发性硬化（MS）患者而言，这些锻炼方式可能是不安全的，并且容易疲劳。如果站立困难，在提供支撑的条件下站立负重让脚或足受力。

（2）柔韧性：有些活动可以增加柔韧度，包括大范围的锻炼、拉伸和瑜伽。锻炼前，让你的肌肉在放松状态，减少因为运动受伤的风险。

（3）强度：强度训练包括使用负重和不负重机器，使用拉力带或在水中训练，也可以是通过其他人进行的强度训练。理想的是，每周应该做 1 到 2 次的强度训练。训练要考虑不同的肌肉组织。

3. You Can 水中锻炼

（1）水中锻炼的益处：水的独特性可以为患者的锻炼提供很多的好处。在陆地上运动不便的患者在水中可以更轻易一些，其原因是水具有浮力，在水中感觉会更轻或浮动。

- 为疲弱的四肢提供支撑。
- 可以轻松实现较大范围的运动。
- 促进肌肉松弛。
- 水的阻力有助于改善肌肉力量。

水中缓慢运动还可以为平衡和协调训练提供机会。

水的压力：随着深度增加，在水中感觉到的压力也会增加。

- 水的压力提供行走等活动的支持。
- 凉水有助于剧烈运动下防止体温上升，这对于热敏体质的患者特别有益。

（2）水上运动更有益：水上运动可以改善行走、柔韧性、平衡和耐力等身体功能。也可能改善躯体感觉功能。感觉下降可能会导致疼痛减少。这些改变可提供更大范围缓解空间。水上运动群体还可提供社交圈提供锻炼支持。

4. You Can 点燃热情

培养浪漫和亲密的关系，无论是长期的还是临时的。亲密关系受很多因素是影响，包括沟通、信任、舒适度和性吸引力等，这些都可能受疾病的影响。

（1）为何疾病可影响到亲密性：多发性硬化（MS）的宣教方式可以影响到患者的亲密关系，因为良好的宣教有助于理解自己的感觉，以及如何与家人朋友进行交流沟通。

（2）多发性硬化（MS）影响关系的方式：

- 神经系统的变化会影响到性功能，包括性兴趣、性兴奋和性满足等。
- 包括疲劳、痉挛、疼痛、无力和膀胱、肠道问题等症状可影响到患者的日常生活并以此影响患者亲密关系。
- 愤怒、失去自尊、功能残疾等会影响到对生活的热情和态度。

（3）能采取的行动：

- 告诉医生你的变化会影响到性功能，可采用药物或适当的方法。

- 假如沟通存在问题，考虑进行咨询或顾问协调。
- 寻找提供热情的方法，试着放下忧虑，专注当下。
- 寻找增进亲密关系的表达方法。
- 制造仪式感，制造温馨和浪漫。
- 缓解疲劳。

5. You Can 控制压力

（1）压力是好的还是不好：压力是每日应该面对的事实。应激激素可以加速大脑的身体的活跃程度。当坠入爱河时心跳加快、遇到危险时快速逃离。

压力可以是源于内部或外部，像哭泣的小孩、失业、升职等都是外部压力，内部压力取决于应对外部压力的两种不同的态度或观点。

（2）好的压力会变坏：当你需要它时，压力就像一盏灯；但你不能关掉，有燃尽的风险并影响到健康。慢性压力可削弱免疫系统，增加包括心脏病、糖尿病和抑郁症等疾病的风险。大多数的研究只是发现压力和复发之间的关联，但无法确定两者的关系。

（3）慢性压力的一些迹象：

- 易怒。*
- 绝望、无助、有罪、无价值 *。
- 感觉不知所措。·
- 慢性持续紧张担心和焦虑。
- 悲伤或“向下”的感情。*
- 多汗。

- 胃痛、便秘、腹泻、痉挛或头痛恶心。
- 心悸。
- 肌肉紧张。
- 浅呼吸。
- 入睡困难或失眠。
- 失去平时的兴趣活动，包括性。*
- 吃过多或过少；感觉“减速”。*
- 注意力分散和受损的记忆。*
- 决策困难。*
- 感到空虚或“麻木”。*

（* 同时也是抑郁的症状）

（4）你可以控制失控的压力：

识别压力

- 生活中什么导致了压力？是婚姻问题吗？是否需要更多的帮助。
- 应激源地位。是下周重要还是下个月重要？正确看待，小事放手。
- 支持你态度。消极的想法会让压力变得更糟。你虽不能控制所有压力，但可以有一个积极的模式应对压力。

压力和抑郁：奇怪的一对

- 哪一个先：就如鸡和蛋的关系？但没关系，但无情的压力和伴随的抑郁连成了一个循环，你无法自己处理时，及时的就医。

保持压力对于健康有一定好处

- 运动可以减少压力激素对人体的影响。学习和练习压力管理技术，如冥想、放松或深呼吸。

- 改变焦点。摆脱压力的方法是做感兴趣的事情，阅读、写作、抚摸宠物或听轻松的音乐。
- 接触：和朋友分享自己的烦心事。
- 休息：养成规律的作息习惯，包括疲劳后的小睡。
- 随时随地的学习。
- 芳香疗法：薰衣草、天竺葵、橙花油等精油可以让人放松。
- 笑：通过喜剧片或其他方式。
- 花时间欣赏生活中的每一天。

6. You Can 更好的医疗照顾

当离开医师诊室时感觉元气满满。

7. You Can 维持好营养

“吃什么补什么。”这是保持健康的第一步。

这有 10 条建议：

- 每天吃三个水果。放一碗水果来满足你对糖的需求。
- 在饮食中加入豆子。黑豆汤、玉米煎豆饼、红豆和大米等。
- 增加蔬菜摄入量。蔬菜是肉菜的两倍。包括吃生蔬菜（沙拉）。
- 吃 8 分饱但不多食。
- 吃全谷类如糙米、全麦面包、全麦谷物。
- 享受低脂乳制品：牛奶、酸奶、奶酪。
- 使用橄榄油或菜籽油。
- 限制饱和脂肪酸。记住，高脂肪肉类或奶酪、黄油、全脂牛奶含有大量的饱和脂肪酸。
- 每天吃三顿饭。

- 多喝水，普通的水。

充足的营养有助于缓解疲劳，5个小贴士：

- 进食间隔不要超过四个小时。一次不要吃很多。
- 少吃多餐。例如，将午餐的一半分量，留到三个小时后吃。
- 小的蛋白点心，比如奶酪棒、牛肉干、奶酪或花生酱可能会让你更加清醒。
- 避免含糖的饮品。可增加疲劳！
- 避免使用咖啡。如果你使用咖啡饮料提神的同时，它可能导致睡眠不安和焦虑。

小小努力凝聚意志力，可以让你感觉更好。和保持良好的营养，抗疲劳！

8. You Can家庭管理

这类慢性脱髓鞘疾病是一个家庭的事情，一旦家庭成员被诊断了，家庭的每个成员必须找到一个方法去适应它。这是一个艰巨且长期的任务，以下这些技巧对于管理家庭事务是有帮助的：

- 无论你有多爱对方，你都不具有读心术。因此，良好的沟通是至关重要的。留出一些时间来一起交流。
- 在角色和关系中找到平衡。如果多发性硬化（MS）干扰到个人生活和家庭责任，尝试着换个角色。生活的目标是让家庭每个成员都能感到自己的价值贡献。
- 存最好的希望、作最坏的计划。对于不可预知的多发性硬化（MS）早期规划对家庭准备是有帮助的。
- 不要给患者超出需要的能量、时间，或者比它真正需要的关注。家庭时间应该关注疾病自身之外的东西，比如家庭电影之夜等。

充分利用所在社区娱乐资源、精神上的帮助、家务、交通、友谊和更多，没有家庭需要让患者独处。

9. You Can 药物管理

有时候一天的第一顿似乎是一把药片。如何有规律的服用药物呢？你可以打印或利用现成的表格建一个药物列表：

- 建一个处方药的完整列表。包括医院医生、日期、原因、剂量。

- 添加所有你需要的维生素和矿物质。列出剂量，以及为什么要吃这些维生素和矿物质。如果你停用，也要有一个解释。

- 添加的非处方药。包括剂量，使用多长时间，药物的作用或功效。同时，记录可能的副作用。当你停用，划掉他们，并写上为什么停用。

- 最后，列出所有补充或替代品。列表名称、剂量、频率、原因和好处或副作用。预约下一个医生时，记得把瓶子或标签带上。

把所有健康相关预约列表。让你的医生检查它。询问交互。问他们你的药物是否都是必要的。问你是否可以采取任何形式，降低药物成本。让它知道你的保险业务覆盖及没有涵盖的部分。添加任何药物或停止都要及时更新列表。开始一个新的药物治疗后如果你发现任何不寻常或症状，添加到列表中并及时和医生进行沟通。

10. You Can 通过拉伸运动保持灵活

慢性的炎性脱髓鞘可导致活动范围下降、疼痛。拉伸运动是一个维持和增加灵活性的简单、纯天然的方式。什么是拉伸运动，拉伸运动是通过一定的方式让肌肉软组织伸展：

- 增加运动范围和灵活性。
- 促进放松。
- 减少疼痛。
- 改善功能和活动性。
- 调节肌肉张力和松弛度。
- 防止挛缩规（痉挛限制关节活动）。

没有拉伸运动的长远益处的确凿研究，拉伸参数差别很大，所以一定要先和医生讨论拉伸运动的方案。也可以问拉伸运动教练或有经验的患者。

主动或被动拉伸运动：

- 积极伸展被拉长肌肉对面的肌肉。
- 被动拉伸时，重力可以协助拉伸，或者另一个人手动拉伸。

有些药物可以改善拉伸管理痉挛状态。巴氯芬是一种选择，可以口服或通过一个泵。肌肉局部注射肉毒杆菌毒素是另外一种可能。

一些有用的指南：

- 尽可能每天拉伸。
- 包括紧张或痉挛的肌肉群。
- 做缓慢的、温柔的、长时间的延伸，而不是痛苦。
- 保持 20 秒或 5~10 次。
- 避免跳跃运动。

根据需要选择援助：合作伙伴、毛巾或带子。

三、人生规划与独立

1. You Can 享受冬季运动

为什么你喜欢该活动：

- 家人和朋友之间的友情。
- 新鲜空气感觉很好。
- 锻炼感觉更好。

寻找资源，可以提高适应能力：

- 特种设备。
- 指令程序。
- 互联网搜索找到你所在地区的“不适合的娱乐活动”项目。
- 征募一个家庭成员或朋友一起进行冬季运动。

计划活动：

- 每天最适合自己的时间和活动。
- 计划休息时间。（休息时间的长度因人而异；有些人短时间活动可能需要较长时间休息，而其他人可能不需要这么长的休息时间）。在你累了之前就要计划休息，避免疲劳和沮丧。
- 保持水分（喝很多水）。
- 找到厕所。
- 多穿几件衣服。感冒会加重一些症状，每个患者都应准备好御寒衣物。

一步一个脚印：

- 记住需要时间来重建你的能力。
- 寻求适当的药物和其他干预措施来最大保护冬季户外运动。
- 慢慢休息。

准备活动精神：

- 积极准备，你能做到的！
- 不要气馁。

关注你能做什么，而不是什么你不能做！

2. You Can 上学

假如你是一个患有多发性硬化（MS）的学生，你可以：

- 将休息时间添列到计划表，确保在累了之前得到休息。
- 每日锻炼类或步行。
- 提前计划，不要熬夜准备考试或写论文。
- 询问你的老师关于住宿。
- 与朋友聚会。
- 考虑添置两套教科书（学校和家庭各一），这样就不需要背这么多。
- 寻求合适的医疗服务。

对于患者父母，你可以帮助你的孩子成为好学生：

- 提前计划他们的课外活动。
- 计划如何提供作业帮助。
- 累了之前，安排每一天的休息。
- 计划每天的锻炼，它可以是拉伸、瑜伽或者散步。
- 寻求帮助，接孩子放学等任务或活动。
- 与孩子共同努力，防止不受欢迎的惊喜。
- 花周末的时间做一周的饮食计划。
- 做其他家务保持家庭干净。
- 营养膳食可以缓解疲劳。

对于患者父母，您可以：

- 确保你孩子的医生知道学校的期望和问题。
- 确保学校老师了解你孩子的症状，需要隐私和任何必要的住宿。
- 参与学校活动，和其他父母、老师见面。
- 对学校员工必要的宣教。

找时间休息：

- 课间有时间休息吗？
- 找到一个安静的地方像学校的图书馆，可以得到安静的空间。
- 长时间、缓慢的深呼吸，放空自己什么也别想。

如可能，在自己身体状态最好的时间段安排认为最难学的课程。

3. You Can 节日聚餐

让节假日和家人、朋友一起在宴会、聚餐中共度美好记忆。忘记疲劳和压力。保持例行锻炼。一些技巧有助于悦享假日：

- 将要用的东西规置在合理的地方。
- 提前计划，商店，找到你聚餐原料和工具事。
- 确保舒适空间。
- 厨房工具，将每一件东西都放在合适的位置。
- K.I.S.S.（Keep It Simple, Silly 保持简单，不太费脑）招募聚会当天的助手。
- 准备易做的食物，其他可以外卖。

4. You Can 旅行计划

旅行对于升华心灵有益。可以提高观世界的心境、远离日常的烦忧。但是要提前计划，带着一丝丝的白日梦的感觉，计划一个终生难忘的旅程。

去哪里，去做什么？

第一步是决定你想去的地方。让你的想象力自由驰骋。想到你想参观的地方或你想要做的事情。去露营怎么样？钓鱼吗？出国旅游吗？海滩上？迪士尼乐园吗？

在网络、书店或图书馆获得旅行介绍相关的书籍，提前了解和规划行程。

（1）旅行的障碍：你感受到旅行的障碍了吗？例如，假如你要去露营，但不能直接睡在地上。露营车是否有齐全的椅子？桌子？及可用的一定厕所？或者你想去海滩，但走在沙滩上是否稳当？

（2）组团旅行：单独旅行也感觉很棒。但组团旅行会更安全且更舒适，特别是携带一定行李时。旅行是和亲朋好友加强联系最好的方法，或者认识新朋友。

（3）准备 B 计划：外出旅行，准备好 B 计划永远是不会错的。

5. You Can 准备食物

食物不仅是能量的来源，但食物不会自己魔法般地出现在餐桌上，可以通过一些简单的策略准备和享用这些美食。

- 提前计划，列出每周的食物清单。有计划的食物准备可以让你获得控制感，并且有助于提供健康选择。在线上或大型超市采购食物可以节省体力。

- 多买一点点。不愿或没时间烹饪时可以暂时存储在冰箱里。

- 简单生活。购买预洗或预切好的蔬菜或水果，虽然花费大一些，但节省体力来讲是值得的。储备一些冷冻或罐头蔬菜水果以备不时之需。

6. You Can 设置人生新目标

设置适合自己的新年新目标

很多人觉得生活很烦琐是因为缺乏自我管理，发现问题、解决问题并设置新目标。设置目标有一些关键点：

- 花时间思考自己想要并可能解决的。
- 确信目标是自己的，不要让其他人左右了你，但不要害怕请他人帮忙。
- 确定实现目标的障碍，并计划如何跨域他，这种障碍可以身体上的、认知的、情感的、经济上或社会上的。
- 写下自己的目标并努力实现它。
- 假如没有实现，也不要气馁。

7. You Can 像鱼一样游泳

游泳或水中锻炼是有益的，无论是否多发性硬化患者。游泳可以获得长期的收益、而非短时的欢愉。无论是夏天想要获得凉爽，还是冬天想要在室内，都可以像一条鱼儿一样的游泳。

第16章　治疗与研究进展

第1节　全球首个多发性硬化治疗药物

1868年，誉为“神经症领域的拿破仑”的法国神经学家Jean-Martin Charcot首次描述了多发性硬化。可是一个多世纪以来，很多神经内科医生和Charcot一样，由于多发性硬化的病情易于变化，对其病理机制了解不够，一直为没有什么好的医疗手段来帮助患者而感到懊恼。一直到20世纪80年代后期，发现异常免疫反应与该疾病发生、进展有关，激发了对多发性硬化免疫调节疗法潜力的研究兴趣。此外，MRI的发展也促进了对潜在疗法的评估，脑和脊髓病变能够随着时间的推移进行非侵入性监测。

治疗开发的重点是干扰素，它是人体中的免疫细胞受到病毒或某种所谓的干扰素诱生剂刺激而产生的一种糖蛋白，是由病毒感染白细胞或成纤维细胞后产生的细胞因子。首先试验的这类疗法是IFNγ，但很快发现这种细胞因子会加重多发性硬化患者的复发。此后，注意力转向IFNα和IFNβ，已知它们是IFNγ的抑制剂。在若干患有RRMS的患者参与的小型试验中，测试了源自哺乳动物（IFNβ-1a）和细菌（IFNβ-1b）的IFNβ同种型，当时这些研究虽然尚无定论，但显示出治疗效果的希望。

1993 年，一项具有里程碑意义的试验证明了皮下注射 IFNβ-1b（干扰素）能够显著降低年复发率。它是由 372 名复发－缓解型多发性硬化（RRMS）患者参与的多中心、随机、双盲、安慰剂对照试验，与安慰剂组相比，患者在接受最高剂量的 IFNβ-1b 治疗 2 年后，每年复发的次数减少了 34%。这些结果第一次证实了多发性硬化的疾病进程的成功修改，尽管对残疾进展没有可检测到的影响。

随后的 IFNβ-1a 试验揭示了 RRMS 对残疾进展的影响。1996 年发表的一项研究表明，与安慰剂相比，肌内 IFNβ-1a 不仅使年复发率降低了 18%，而且在 2 年后用扩展残疾状况量表（EDSS）测量，也减少了持续残疾进展。之后一项 560 例 RRMS 患者进行皮下注射 IFNβ-1a 的大型双盲，安慰剂对照研究发现，与接受安慰剂的个体相比，接受 IFNβ-1a 治疗的患者持续残疾进展的时间显著增加。

故美国食品药品监督管理局（FDA）批准干扰素 -β-1b（IFNβ-1b）用于治疗复发缓解型多发性硬化症（RRMS），成为全球首个多发性硬化治疗药物，开创了多发性硬化（MS）的治疗时代，直到今天仍然是临床医生治疗多发性硬化的主要方法。

第 2 节　常用的治疗和缓解药物

虽然目前多发性硬化无法治愈，但部分治疗方法已被证实能有效控制疾病。结合多发性硬化患者的经济条件和意愿，进行早期、合理治疗，其目标是恢复患者的功能、预防再次发作。

一、急性期治疗

在患者症状发作时，治疗的目的是减轻症状、缩短病程、改善残疾程度和防治并发症。

治疗适应证：并非所有复发均需处理。有客观神经缺损证据的功能残疾症状，如视力下降、运动障碍和小脑/脑干症状等方需治疗。轻微感觉症状无须治疗，一般休息或对症处理后即可缓解。

主要药物及用法：

（1）糖皮质激素（以下简称“激素”）：一线治疗药物，有抗炎和免疫调节作用，可促进急性复发的恢复和缩短复发期病程，但不能改善恢复程度。长期应用不能防止复发，且可出现严重不良反应。其治疗原则是：大剂量，短疗程。推荐用药方法：大剂量甲泼尼龙冲击治疗。具体治疗遵医嘱。激素治疗常见不良反应包括电解质紊乱，血糖、血压、血脂异常，上消化道出血，骨质疏松，股骨头坏死等。

（2）血浆置换：二线治疗。急性重症或对激素治疗无效者可于起病2~3周内应用5~7天的血浆置换。

（3）静脉注射免疫球蛋白：缺乏有效证据，仅作为一种备选治疗手段，用于妊娠或哺乳期妇女不能应用激素治疗的成人患者或对激素治疗无效的儿童患者。

注意鉴别假复发：假复发是指在感染或其他导致体温升高的状态、压力或疲劳下出现神经系统异常症状，但查体无新体征、影像学检查无客观病灶的现象。典型假复发症状一般持续 $<$ 24h。

二、缓解期治疗

多发性硬化缓解期的治疗旨在延缓疾病进展，促进神经组织的修复，延长缓解期时间，防止或减少功能残疾，也称为疾病修正治疗（Disease-modifying therapy，DMTs）。常用的药物有以下几种：

1. β- 干扰素（interferon-β，IFN-β）

修正治疗的一线治疗药物。

IFN-β 具有免疫调节作用，可抑制淋巴细胞的增殖及抗原呈递、调节细胞因子的产生、通过下调黏附分子的表达及抑制 T 细胞的金属基质蛋白酶来抑制 T 细胞通过血脑屏障。IFN-β1a 和 IFN-β1b 两类重组制剂已作为治疗 R-R 型多发性硬化的推荐用药在美国和欧洲被批准上市。IFN-β1a 和 IFN-β1b 对急性恶化效果明显，IFN-β1a 对维持病情稳定有效。

推荐意见：①有可能发展为多发性硬化的高危 CIS（不满足多发性硬化诊断标准但 MRI 病灶高度提示多发性硬化）或已确诊的 RRMS 或仍有复发的 SPMS 患者可给予注射用重组人 β-1b 干扰素治疗。②注射用重组人 β-1b 干扰素对临床无复发的 SPMS 患者的疗效不清。

常见不良反应：①注射部位反应：常见，严重者甚至可引起注射局部坏死。②流感样症状：常见于首次注射或增加剂量时。③无症状肝功能异常：多为一过性，减量或停药后可恢复正常。④其他：部分患者还可出现白细胞减少和甲状腺功能异常。

2. 醋酸格拉替雷（Glatiramer acetate，GA）

由以色列梯瓦制药公司（Teva）研制，是第一个非干扰素类多发性硬化治疗药物，1996年被FDA批准上市。其由4种氨基酸，L-谷氨酸、L-赖氨酸、L丙氨酸和L-酪氨酸按一定比例合成的多聚物，是人工合成的髓鞘碱性蛋白的类似物。选择性地抑制IFNγ的产生，并诱导调节性的Th2样T细胞产生抑炎因子的产生，保护髓鞘不受破坏。临床数据表明，醋酸格拉替雷治疗的多发性硬化患者年复发率降低29%，但它不能显著减少残疾的进程，其主要优势在于没有流感样综合征，但仍然存在注射部位皮肤反应及系统性肌肉发胀等缺点。

推荐意见：① GA可减少缓解复发型多发性硬化患者的发作（包括临床发作和MRI表现）。GA治疗可改善患者MRI T2相上病灶的严重程度，或许还能延缓缓解复发型多发性硬化患者功能缺损的进展速度。② GA可用于治疗任何缓解复发型多发性硬化患者。没有确切的证据支持GA对进展型患者有益。

常见不良反应：注射部位皮肤反应，心悸，呼吸困难，胸痛，血管扩张等。

3. 米托蒽醌（Mitoxantrone，MA）

米托蒽醌是一种化疗药物，可以减少复发的频率并减缓疾病的进展。2000 年，美国 FDA 批准米托蒽醌应用于继发进展型多发性硬化（SPMS），可降低 60% 的多发性硬化复发率，缓解多发性硬化的进程。可与细胞的 DNA 发生交叉连接，导致 DNA 链断裂，同时也可抑制 DNA 拓扑异构酶Ⅱ（TOPO- Ⅱ），抑制 DNA 的损伤修复，干扰 DNA 的结构和功能，抑制 T、B 细胞和巨噬细胞的增殖；同时 MA 也具有免疫抑制作用，调节外周血 T 淋巴细胞和可溶性炎症细胞因子，从而达到抑制炎症反应和髓鞘损伤作用。

推荐意见：几项研究证实，米托蒽醌治疗可以减少 RRMS 患者的复发率；延缓 RRMS、SPMS 和 PRMS 患者的疾病进展，但由于其严重的心脏毒性和白血病等不良反应，建议用于快速进展、其他治疗无效的患者。

常见不良反应：恶心、脱发、白细胞减少和贫血等。心肌毒性是米托蒽醌的另一常见副作用，故使用米托蒽醌治疗多发性硬化必须对患者进行严密监护左室射血分数并定期测定血常规及肝功能等。

4. 那他珠单抗（natalizumab，NA）

那他珠单抗是 FDA 于 2004 年批准的第 1 个用于治疗多发性硬化的单克隆抗体，由百健艾迪和 Elan 公司联合研发。为重组 α4- 整合素（淋巴细胞表面的蛋白）单克隆抗体，能阻止激活的 T 淋巴细胞通过血脑屏障，在减少复发次数和预防大脑进一步损伤方面比其他药物更有效。后来，上述两公司联合研发的α4整合素单克隆抗体那他珠单抗的Ⅰ期、Ⅱ期及Ⅲ期临床试验研究结果显示，能够非常有效地降低多发性硬化患者的年复发率。然而，因为那他珠单抗的严重不良反应是导致进行性多灶性白质脑病（PML），2005年2月百健艾迪公司宣布中止该药的销售及临床研究。2006年，经过2年多的那他珠单抗安全及有效性试验，结果表明了其在控制多发性硬化上的优势，被批准重新上市。

推荐意见：活动性复发缓解型多发性硬化。

常见不良反应：头痛，尿路感染，腹痛，疲劳，关节痛，肠胃炎等。

5. 芬戈莫德（Fingolimod，FTY270）

由于多发性硬化作为一种慢性病需要长期用药，因此临床出现对于口服药物的强烈需求，以方便患者用药，提高药物依从性。由诺华公司研发出第一个治疗多发性硬化的口服药物，2010年被FDA批准上市。从蝉幼虫的子囊菌培养液中提取的抗生素成分经化学修饰后合成的新型免疫抑制剂，改变淋巴细胞的迁移，促使细胞进入淋巴组织，防止这些细胞浸润中枢神经系统，并达到免疫抑制的效果。此外也有报道，在动物模型中，芬戈莫德能够显著降低Th1型促炎因子的表达，并促进髓鞘再生期髓鞘碱性蛋白的表达，达到治疗疾病的目的。临床数据表明，芬戈莫德能够使患者的年复发率降低50%。

推荐意见：活动性复发缓解型多发性硬化。

常见不良反应：引起致命的缓慢性心律失常、肝毒性、高血压、心脏传导阻滞和严重的感染等不良反应。

6. 特立氟胺（teriflunomide）

第二个被 FDA 批准的治疗多发性硬化的口服药物，于 2012 年 9 月批准上市。该药是嘧啶合成抑制剂来氟米特（leflunomide）的代谢产物，来氟米特在 1998 年被 FDA 批准用于治疗类风湿关节炎，主要功能是抗炎和抑制增殖。特立氟胺主要是通过干扰淋巴细胞的周期，抑制其增殖达到缓解病情的目的。除此之外，特立氟胺还可抑制蛋白酪氨酸激酶和环氧化酶 -2，这些作用亦参与对多发性硬化的免疫调节。特立氟胺能够减少 31% 的年复发率，延长疾病复发的时间并延缓残疾进程。

推荐意见：已确诊的复发型多发性硬化患者（RRMS 和有复发的 SPMS 患者）可给予特立氟胺治疗。

常见不良反应：常见不良反应为腹泻、呕吐、头发稀疏、丙氨酸氨基转移酶（ALT）水平升高。

7. 富马酸二甲酯（dimethyl fumarate）

于 2013 年 3 月 27 日 FDA 批准百健艾迪公司的口服药物（dimethyl fumarate，BG12，Tecfidera）用于治疗多发性硬化。Ⅲ期临床试验表明，给药组相较于安慰剂组年复发率减少 53%，残疾进程缩减 38%。富马酸二甲酯通过激活 Nfr-2 途径，而产生抗炎、抗氧化和神经保护作用。作为安全、有效且临床适应性好的口服药物，富马酸二甲酯有可能成为一线多发性硬化治疗药物。

推荐意见：活动性复发缓解型多发性硬化。

常见不良反应：起始阶段会出现潮红、胃肠不适、白细胞减少、腹痛、腹泻、皮肤瘙痒、红斑等。

三、进展型多发性硬化用药

2017年3月28号，瑞士的罗氏（Roche）制药集团推出的免疫单抗产品Ocrevus（奥美珠单抗）被美国FDA批准用于复发缓解型多发性硬化（RRMS）和原发进展型多发性硬化（PPMS）的临床治疗。在此前的2016年2月，该药物就被美国FDA授予治疗PPMS的突破性药物资格。奥美珠单抗目前是首个同时获批治疗2种类型多发性硬化的疾病修饰疗法药物。

奥美珠单抗（Ocrevus）是一种人源化单克隆抗体，选择性地靶向CD20阳性B细胞，这是一种特定类型的免疫细胞，被认为是导致髓鞘和轴突损伤的关键因素，这种神经损伤可在多发性硬化患者中导致残疾。前期的临床研究认为，奥美珠单抗可选择性的结合表达于特定B细胞的CD20细胞表面蛋白，但不结合干细胞和浆细胞表面的CD20蛋白，因此能够保留免疫系统的重要功能。

奥美珠单抗的获批，主要基于3项Ⅲ期临床研究的积极数据，这些研究均达到了主要终点和关键次要终点：①2项Ⅲ期临床（编号OPERA Ⅰ，OPERA Ⅱ）是在RRMS患者中开展的，数据显示奥美珠单抗较干扰素β-1a（商品名：利比）2年内疾病年复发率降低近 50%，并且可以显著减少磁共振成像检测的大脑多发性硬化病灶数量，而严重不良反应事件、严重感染事件和干扰素治疗组相似。② 1 项在原发进展型多发性硬化患者中开展的Ⅲ期临床（编号 ORATORIO）研究显示，中位随访 3 年，奥美珠单抗可显著减缓临床残疾进程。③奥美珠单抗治疗相关的最常见副作用为输液反应和上呼吸道感染，大多数为轻至中度。这些数据还表明，奥美珠单抗不仅可减少残疾进展和脑萎缩，还可迅速抑制曾接受干扰素 β-1α 治疗方法的复发缓解型多发性硬化患者的复发。

患者依从性差一直是多发性硬化治疗中的一个巨大挑战，奥美珠单抗（Ocrevus）是一种静脉输注药物，6 个月输注一次，每年只需输注 2 次，比每日 2 次的口服药物或 2 周注射一次的注射药物更有吸引力，有望显著提高患者的治疗依从性。但奥美珠单抗（Ocrevus）的费用很高，据了解，每年注射两次的费用为 65000 美元（2017 年）。

第 3 节　多发性硬化的研究方向

一、阻止——疾病进展

目前正在开发的多发性硬化治疗方法比以往任何时间都多，并且已经有多种治疗方法，主要是针对复发型多发性硬化症患者，这些治疗可以减少发病的次数、减轻严重程度，以及减缓疾病活动。

美国国家多发性硬化协会与美国国立卫生研究院合作，开展了一项针对原发进展型和继发展型多发性硬化的 ibudilast 治疗试验。结果表明，ibudilast 可以显著减缓原发进展型多发性硬化的脑萎缩的速度。另一项先进的 MRI 成像技术也提供了一些证据表明，ibudilast 减轻了对髓鞘和神经细胞的进一步损伤。

越来越多的人认识到线粒体功能异常可能与多发性硬化神经系统损伤有关，从而为防止这种损伤提供了可能线索。一个国际团队报告了使用患者自身的血细胞来减少针对髓鞘特定成分的免疫反应的可行性和安全性。

国家多发性硬化协会和美国食品药物管理局为多发性硬化临床试验打开了一扇大门，该团队已经生成了一个新的数据库，其中包含来自 9 个多发性硬化临床试验的安慰剂组的近 2500 个患者记录，可供研究人员进行研究。该协会为 MS-SMART 试验（英国多发性硬化协会）做出了贡献，该试验正在测试三种神经保护剂。

明确多发性硬化的病因，以及多发性硬化对脑和脊髓损伤所涉及的潜在机制和生物途径，将揭示治疗发展的新目标，以阻止导致残疾的损害。除了临床表现之外，基于生物标志物诊断进展型疾病将让患者能够更早地接受治疗，有希望更好地保护神经系统免受多发性硬化损伤。影响深远的研究领域包括：

1. 阐明免疫系统的破坏和保护作用。

2. 明确疾病不同阶段组织损伤的原因，以及神经变性和脱髓鞘是否可以是多发性硬化中的独立事件。

3. 明确 MRI 序列如何与中枢神经系统的病理变化相关。

4. 利用大数据和变革性技术识别和获得影响残疾进展的相关生物学途径和人口统计学特征。

5. 从多发性硬化患者和健康对照者获得人类中枢神经系统组织和细胞，以便彻底了解多发性硬化的神经病理学。

6. 明确多发性硬化进展的特定病理学基础。

7. 明确疾病活动的客观指标、进展型转化的标志、治疗效果评价、预测个体的疗程和对治疗的反应。

8. 明确在没有急性炎症或复发的情况下进展的原因，从复发到继发进展型多发性硬化的转变，以及原发进展型和继发进展型多发性硬化是否具有相似的生物学基础。

9. 开发更好的动物模型，重现人类病理学，为研究多发性硬化和进展的潜在机制提供信息。

10. 开发工具，允许更好的治疗决策和个性化医疗。

11. 开发预防和治疗多发性硬化进展的试验方法，包括重新利用和重新定位的 FDA 批准的疗法、早期积极治疗与阶梯疗法的影响以及细胞疗法。

二、恢复——功能损伤

就在短短几年前，人们几乎不相信神经系统修复是可能的。通过国家、社会和其他合作伙伴及世界各地的研究人员的不懈努力，出现了一个全新的领域，来修复神经系统和恢复功能，我们必须找到方法通过神经系统和髓鞘修复来帮助人们康复并恢复功能。

潜在的细胞疗法和髓鞘修复策略目前正在临床试验中，正在探索创造性的新康复策略和症状管理技术，以最大限度地提高恢复损伤功能的程度。

多发性硬化患者恢复功能方面取得了重大进展，特别是在神经系统修复和生活方式及健康方面的优先领域：

1. 在一项小型Ⅱ期临床试验中，口服抗组胺药 clemastine 适度改善了患有视神经损伤的多发性硬化患者的电信号传输，改善表明髓鞘沿神经通路修复。

2. 一项临床试验表明，特定类型的记忆训练改善了多发性硬化患者的记忆和大脑活动（如 MRI 扫描所观察到的），并且在 6 个月的随访中保持了改善。该协会正在资助该团队进行其他恢复认知功能的研究。

3. 由美国国家多发性硬化协会部分资助的两个研究小组报告成功刺激了多发性硬化小鼠模型中神经绝缘髓鞘的修复：给患有多发性硬化样疾病的小鼠施用神经干细胞减少炎症，减少髓鞘损伤和增加髓鞘修复，另外靶向小鼠中未成熟髓鞘形成细胞上的信号分子增加了髓鞘的修复。

4. 华盛顿大学国家多发性硬化协会支持的临床试验正在测试有氧运动或拉伸和调节能否提高 125 名经历过轻微认知改变的多发性硬化患者的思维速度。

5. 通过 Fast Forward 投资商业治疗开发计划，专注于新疗法，以保护神经系统免受多发性硬化损伤和/或刺激髓鞘修复。这些包括 Bionure 的 BN201，一种促进神经保护和髓鞘再生的小分子，以及纽约大学医学院的一种转录因子的小分子抑制剂，称为 Gli1，被认为参与髓鞘修复。

我们必须找到方法来修复神经系统（包括髓鞘修复）的损害，并帮助人们通过康复以及身体和认知疗法重新获得功能。影响深远的研究领域包括：

1. 了解神经和髓鞘如何正常工作，并刺激修复。

2. 积极寻求新细胞疗法和其他治疗方法的临床试验，以重建神经系统。

3. 确保开发创新的康复技术，以最大限度地发挥功能，并开发更好的方法来减少多发性硬化症状，包括心理社会症状。

4. 提供有关最佳医疗保健服务和政策的数据，以推动宣传工作，以提高护理质量和生活质量。

5. 明确多发性硬化患者恢复功能的成功和目标。

三、预防和终结——多发性硬化

尽管多发性硬化的病因尚不清楚，但在全球的共同努力下，多发性硬化得到了更快、更准确的诊断，缩短了等待答案的时间，并提供更早的治疗，这可能有助于防止神经系统受损。已有突破性研究已经帮助确定了一些导致多发性硬化易感性的基因，这是理解多发性硬化易感性的原因以及如何预防多发性硬化的关键。

目前的研究在健康和康复研究领域取得进展，其目标是推动科学进步，终结多发性硬化，并让多发性硬化患者每天都能过上最好的生活。

我们对多发性硬化的了解推动了研究工作。多发性硬化是一种免疫驱动的疾病，在该疾病中，人体自身的免疫防御系统会攻击髓鞘，髓鞘是包围和保护中枢神经系统神经纤维的脂肪物质。神经纤维本身也受到损伤。受损的髓磷脂形成疤痕组织（硬化），这就是这种疾病的名称。当髓鞘或神经纤维的任何部分受到损伤或破坏时，进出大脑和脊髓的神经冲动就会被扭曲或中断，产生各种可能出现的症状。神经纤维的破坏被认为会导致疾病的发展和残疾。对免疫过程及其造成的损害的研究为阻止多发性硬化的发展提供了新的视角和目标；了解神经和髓鞘是如何工作的，以及它们对损伤的反应，为逆转损伤、恢复功能提供了新的线索。这项研究也推动了健康计划的发展，因为我们开始了解肠道细菌或饮食可能影响多发性硬化的免疫攻击，以及益生菌或其他与饮食相关的策略可能被用来阻止这种攻击。

在确定可能增加患多发性硬化概率的因素方面，如特定基因、感染和生活方式，已经取得了进展。我们知道这些都不是多发性硬化的单一病因，也不是每个多发性硬化患者都接触过这些因素，接触过这些因素的人不一定会发展成多发性硬化：一个全球财团在国家多发性硬化协会和其他机构的资助下，确定了约 200 个新的多发性硬化风险基因，并开始更好地确定导致多发性硬化的生物学途径。这项研究可能最终获得预防疾病的方法，并设计更好的治疗方法。

结束多发性硬化意味着没有人会再次患上这种疾病。这意味着我们需要找到多发性硬化的原因，触发它的原因以及可以防止它的原因。影响深远的研究领域包括：①积极进行研究以确定所有常见的多发性硬化相关基因，因为基因使人们易患多发性硬化，由此我们可以回答它是如何被触发的，以及如何预防它。②更好地了解环境中的哪些因素会影响一个人是否获得多发性硬化。③确定多发性硬化的可能传染性触发因素。

第 17 章　患者小贴士

第 1 节　多发性硬化患者的生活：必须做的十条

没有人想被诊断为多发性硬化，当被诊断时也没有人会开心。但在漫长的日子中却什么都做不了、仅仅是“回家、忍受”。不管你在什么地方听到什么，你要一个完整和令人满意的生活，以下十个必须做的策略是要注意的。

一、自我教育

掌握相关的信息可以让患者更为自如地驾驭自己的生活，特别是关于多发性硬化更为精确的知识。因为目前医生尚未发现多发性硬化患者的有效治疗方法。对相关信息的掌握有利于做出更好的选择。

多发性硬化相关的信息可以有很多来源，其中哪些更好，选择时必须谨慎。最好的信息来源是你的医疗团队、多发性硬化协会、其他多发性硬化团体和政府网站。不要忘记本书——包含满满的信息，通过翻阅目录找到你感兴趣的主题。多发性硬化的药物生产厂家同样也可提供丰富的信息，但对于这些信息更重要的是区分营销信息和教育信息。而互联网是一个大熔炉，里面有好的和坏的各种信息，建议请你的医疗团队帮助你甄别这些信息。

二、和神经内科专家并肩战斗

多发性硬化是一个慢性疾病，治疗是一个长期的过程。因此，找到一个值得自己信任的医生是非常必要的，并且和他交流。每年至少一次以上的复诊，告知医生以下信息，包括自己的感觉、存在的症状，这对制定有效的治疗计划必不可少。

三、尽早开始治疗

一旦诊断为多发性硬化发作期，或者医生认为你需要进行缓解治疗时，一定要尽早进行治疗。在疾病的早期即可出现不可逆的神经损害。因此，及早治疗是阻止这些伤害最好的办法。假设你并不适合这些疗法中的某一项，仍然可以选择更适合的方法以缓解自己的症状。

四、成为家庭生活中的一部分

家庭成员的教育是非常重要的，包括孩子。学习如何进行比较舒适的、开放的交流病情、做出计划、解决问题和互相支撑。

五、建立自己的支持网络

尽管如此，但当自己第一次听到诊断时，其实并不需要自己处理。建立一个自己的支持系统永远不嫌早，这个系统始于你的医护团队、家庭亲密成员和挚友，并逐步拓展到社区成员。你能发现这些资源为自己所利用。当你需要接触其他人时，可以让他们知道你需要帮助，大多数的人当他们知道你需要什么样的帮助时都会提供帮助。

六、规划未来

多发性硬化是一种不可预测的疾病，并且这种不可预测性可能会吓到其他人。处理这些不确定性最好的办法是提前计划，包括财务上的、职业上的和其他你能想到的。事实证明，计划总比不计划能够提供更好的应对。对最糟糕的事情有计划，可以帮助你做出最好的准备和应对。

计划并不会令人沮丧，明智的计划有助于为达成自己目标提供信心和乐观，不止于过度注意疾病本身。

七、健康和良好感觉

尽管大家愿意相信，多发性硬化患者可以很健康的生活。但如你健康状态更好一些，你的自我感觉会越好。因此，不要让多发性硬化圈禁了你的注意力。

因为有患有多发性硬化也可能存在其他的医疗问题，对于维持健康，以下都是很重要的，如均衡饮食、规律运动、定期保健和体检（神经内科医师并不会常规性关注你的心脏、肺部、牙龈、乳腺或妇科疾病）。你同样需要找到健康的生活方式，远离日常生活压力。假如你在做这些健康事情时感觉到困难和压力，不要惊慌。无论你在吃、喝、行等方面做什么，都不会使你的病情变糟。保持积极的态度同样不至于恶化病情，机体会自身调节并愉悦自身。

八、建立自己的工具箱

远离多发性硬化的关键是找出解决的策略，但出现疲劳、视觉、运动等方面的多发性硬化症状时，你的选择是放弃活动或找到一些工具来帮助自己。

使用工具并不意味着你向多发性硬化屈服。与之相反，它意味着你处置这些问题方面的责任心。保持创意和灵活能够做更多的事情。

九、管理情绪

抑郁是常见的、可治疗的多发性硬化症状。事实上，在疾病的早期或者后期，大概有一半的可能性发展成抑郁症，和身体的状况关系不大。抑郁是疾病本身的一部分，和其他症状一样，如果出现就意味着该治疗了。

多发性硬化面临的挑战是难以远离抑郁，因此，告诉你的医生你的感受、这已经显著影响到你情绪了，心理咨询或抗抑郁药物都被证实是治疗改善抑郁症状的有效手段。

十、保持幽默和风趣

多发性硬化当然不是闹着玩的事情，但是找到事情保持微笑是保持内心平和的关键。例如，笑对膀胱或肠道症状、思考和记忆问题，保持愉悦的心情是有帮助的。小团体和网络聊天有助于保持幽默。一群多发性硬化患者在一起参与游戏或者生活很容易感受到幽默。

能够笑本身就是一种积极力量。国人常说“笑一笑，十年少”，幽默能够活跃气氛，使沉重的心情变得轻松。

第2节 多发性硬化患者自我管理的9个小贴士

据美国梅奥诊所（Mayo Clinic）的经验报道，总结以下9个自我管理的小贴士有助于多发性硬化患者在日常生活中感觉更舒适。

1. 充足优质的休息

充足和优质的睡眠可给每个人带来更好的状态，良好的休息对于多发性硬化患者甚至更为重要。所以，对于多发性硬化患者而言，改变生活方式，保证每晚至少8个小时的优质睡眠尤为重要。

2. 均衡饮食

有小样本研究显示，低饱和脂肪而高omega-3脂肪酸（如橄榄油和鱼油中所含的脂肪酸）饮食是有裨益的。此外，研究还表明维生素D可给多发性硬化患者带来益处。

3. 坚持每日例行活动

多发性硬化症患者应尽可能保持和坚持每日例行活动，这点非常重要。

4. 运动锻炼

规律、中等强度的简单运动可以用来改善力量、平衡、肌张力和协调能力。如果身体条件不允许，可以尝试低强度运动，如步行、瑜伽、太极、拉伸和骑固定式自行车。如果感觉不适或者体温过高，可以选择游泳或其他水上运动，在锻炼的同时还可降低体温。

5. 努力降温，恢复常态

当体温升高时，一些症状会变得更严重。如果这种情况发生，可借助一些设备来尝试降温，比如退热贴、降温围巾或降温背心，以及风扇。避免处于高温高热环境中。

6. 亲近朋友和家人

与朋友和家人在一起，共享美好时光和欢笑的人生是最大的乐趣。即便面对多发性硬化这样的复杂疾病，乐享生活依然是不可或缺的。

7. 放松心情，释放压力

一直处于高压力之下会加重多发性硬化患者的体征和症状。可以尝试一些放松的方法，比如瑜伽、冥想、按摩，或者深呼吸。

8. 保持老爱好，寻找新爱好

人人都有爱好。有些人的爱好比其他人多。不要突然放弃诊断前的爱好，继续去做吧。而且如果你还对其他新的事物感兴趣的话，多一个爱好也无妨。

9. 加入互助组

与互助组中经历相同的人们分享感受，有助于更好地应对疾病。加入本地的互助组是个非常棒的主意，如果本地没有，还可以加入网上互助组。

第 3 节　多发性硬化患者无障碍旅行的 10 个小贴士

世界尽在你的掌握之中。和多发性硬化患者一同到世界各处去旅行、出差、度假等，其他人可以的游览、潜水、泛舟和长途跋涉，你也可以。本节中，我们建议你可以去你想去的地方、做想做的事情。

旅行快乐的关键是充足和灵活的准备工作。越是愿意活动，越能获得更多乐趣。

1. 利用合适的资源

即使你觉得自己像一个勇敢的探险者，和多发性硬化患者的第一次长途旅行，也应该要记住，其他类似经验一定要充分利用。这些资源包含如下：

查阅相关网站获取残疾相关的旅行信息，如搜索“无障碍旅行”。查阅旅行酒店的介绍书籍，获得轮椅、残疾人通道等相关信息

2. 解决你的医疗问题

和神经内科医生坦率地交流你担心的旅行问题。尽管多发性硬化患者很少出现紧急医疗状况，假如你在之前已经讨论过的话，一旦在离家的旅途中出现复发状况，该如何处理，应对起来会比较的放松。

需要记住的是，高温和劳倦可导致症状出现，需要采取暂时性的行动来降温和休息，在此之前不要轻易自己得出复发的结论。感染同样能加重症状，假使容易出现尿路感染，那么，在旅行之前最好向医生咨询药物用于预防。如果你有当地医疗机构的电话等信息会感到更为安心。

3. 为有趣的东西节省体力

除了旅行经费的预算外，自己的体力预算也是很重要的。需要算出体力的预算，轻松舒适的一天需要多少，剩下的时间用于休息。不应该将旅程安排得过于紧凑。更重要的是，能坐着不要站着、能骑行不要行走。最好使用移动式助行器，可以节省体力以获得更多的乐趣。

4. 提前检查需求

每个人对需求的定义都不一样。你的定义取决于个人的需要，需要电梯、空调或淋浴的扶手杆。旅行社可以提供相关信息，但他们并不能解决你的所有需求，有时候需要提前思考自己真正需要的东西。

5. 租赁合适的车辆

在这个时代，你可以在任何地方租到你想要的东西。一个经验丰富的旅行社可以帮助获得你需要的各种设备。如，你需要租赁一辆 RV（有卫生间的加长房车），手动挡车辆、方便轮椅进入的车辆或可以四处游荡的电动摩托。给你的代理准确和详细的需求信息。

6. 保持冷静

过热会快速消耗体力，可以导致多发性硬化症状出现。因此，尽量安排你的行程在一个温和、舒适的季节，将活动安排在每天的早晚，穿着轻便、浅色衣物，可以使用降温背心或者湿巾，充分利用空调或冷水进行降温。

7. 充满自信的航行

航空旅行可更为复杂一些，但只要做好这几件事情或更为舒适：

- 提前致电航空公司，告诉他们你的需求。
- 仔细挑选你的座位以及与卫生间的合理距离。
- 建议提前在网上值机，选择座位，打印登机牌，减少在机场等候的时间。
- 提前抵达机场等候，避免匆忙赶路，也可以使用地铁或其他设置的值机方式。

- “轻装上阵”，不要携带不需要的行李，以节约体力。
- 检查所有的便携式设备，贴好标签，包括姓名和电话，如需要装卸，建议将手册一同放在其中。

8. 安全携带处方药物

确信将医疗包在随身行李中，包括处方药和非处方药及其完整列表。

如果有注射药物，需要用原包装携带针剂及注射器，完整的处方标签以确保不会被保安没收（需出发前查阅机场安检相关规定）。假如你的药物需要冷藏，确保有足够的包装能够容纳这些药物到目的地（提前确认宾馆是否有冰箱）。不要忘记同时携带锐器盒收纳针头。

9. 接种疫苗

国际旅行（如美国）通常需要接种这样或那样的疫苗，如流感疫苗、乙肝疫苗、破伤风疫苗、麻疹和风疹疫苗等对多发性硬化患者是安全的，除非处于复发阶段（此种情况下，应该复发开始后等待 4~6 周）或者正在服用自身免疫性药物，如 Novantrone（米托蒽醌），硫唑嘌呤（咪唑硫嘌呤）、环磷酰胺或甲氨蝶呤，假如当前正在使用这些免疫抑制剂，应该避免使用减毒活疫苗，如水痘和麻疹疫苗、腮腺炎和风疹疫苗，避免不必要的风险。

多发性硬化的专家共识认为，你不必拒绝健康保护和潜在救命的疫苗。疾控中心为每一种疫苗的使用提供了引导信息（详见 http：//www.chinacdc.cn/jkzt/ymyjz/ymlbgd/）。

10. 寻找冒险

需要记住的最重要的事情是，要和其他人玩得一样开心。花一点时间在互联网上做好攻略，例如欧洲旅行、深海潜水、乘气球环球旅行、森林探险旅游、洞穴探险旅游、拓展旅行等。只要花时间就能做到。

第 4 节　揭穿多发性硬化的十重神秘面纱

大多数人对于多发性硬化可能是陌生的。当多发性硬化患者乐享生活时，其他人甚至不会知道他们患有多发性硬化。因此，为消除对多发性硬化的一些误解，必须揭开它的神秘面纱。

1. 多发性硬化是致命的

或许你已经听过多，某人死于多发性硬化。但事实上，大多数的多发性硬化患者是死于肿瘤、心脏病或中风，和其他未患多发性硬化的人一样。从统计学上来讲，多发性硬化患者的寿命非常接近于正常人。但是，有些情况也可虽短患者的寿命，包括非常少见和快速进展型的多发性硬化容易导致过早死亡。有时候，多发性硬化严重的并发症，如严重感染却不进行对应的治疗，是会致命的。重度抑郁如果不及时治疗有时候会自杀。因此，当你的情绪出现较大变化时一定要让你的医生知道。

2. 每个人最终都需要轮椅

即使他们需要使用移动设备，如手杖或电动小车帮助保持平衡或缓解疲劳，实际上 2/3 的多发性硬化患者是能够行走的。

- 大约 1/3 的多发性硬化患者病程相对较轻、症状易于管理，轻度或几乎没有失能。
- 大约 1/3 的患者处于疾病的中度阶段，具有相对麻烦的症状和明显的失能。

- 大约 1/3 的患者处于疾病的严重阶段，存在显著的功能异常。

因此，大部分的多发性硬化患者并不需要轮椅或卧床，医生一般也不会根据当前的情形对患者进行预测。

3. 因为无法治愈，所以对于多发性硬化没什么可以做的

多发性硬化患者的确不能治愈，但在过去的 15 年里，多发性硬化的治疗已经取得的进展大于 1868 年首次描述该疾病后一百多年的进展。多发性硬化患者现有成套的治疗处置方案，完善的康复策略确保安全、情感支持。

4. 多发性硬化患者不能应对压力

诊断多发性硬化之后，听到的第一件事可能是来自家人或朋友的善意，或者一些健康专家、网络声音讲压力不利于疾病。尽管很明显，压力过大对于任何人都没有好处，但事实上压力和多发性硬化之间的关系并不清楚。无论最终的结论如何，底线是：生活本身就充满压力，试图摆脱生活的压力会成为新的压力并且是徒劳无功的努力。

当你试图远离或摆脱生活的压力时，特别是能够收获收入和成就感的工作时（辞职）。失业并非完全没有压力，宁愿在管理生活的压力中寻找舒适感，也不要放弃这些有生命意义、目标和满足感的事情。

5. 多发性硬化患者不应该有孩子

幸运的是，这层神秘的面纱已经揭开。自从 1950 年，男性和女性多发性硬化患者均可以拥有健康的宝宝，多发性硬化并不会影响怀孕、分娩或哺乳。相反，这些也不会对女性多发性硬化

患者的长期健康产生影响。事实上，孕期分泌的激素能够对多发性硬化起到保护作用。即使多发性硬化父母的儿童存在多发性硬化发病的风险，但这个风险仍然是相对较低的。

育龄妇女最好选择在病情稳定期怀孕；若患者正处于治疗的关键时期，应继续治疗，推迟怀孕时间，直到治疗结束后，选择适当的时机再怀孕；孕期，治疗应暂时停止或延期。产后需要立即向神经科医生咨询，尽早恢复治疗。

6. “自然”疗法是安全的

不要被广告的“自然”疗法所诱导，擅自服用受到管制的具有药物效果的食材。例如，还处于临床试验阶段的处方药物，或者声称是“安全”“健康”“有效”或其他吸引眼球词语描述的“纯天然药物或草药”。事实上,这些“纯天然药物或草药”的安全性、毒性和副作用并未得到证实。

7. 没人能够理解你的感受

在一定程度上，没有人会关注到鞋子是否合脚（鞋子是否合脚自己知道）。每个多发性硬化患者的体验都是不同的，你的体验绝对是自己的。但在多发性硬化的小圈子，他们会分享一些情感降低、愤怒以及焦虑的情绪，以及每天面临的挑战和挫折。他们理解的成就感就是你已经克服了他们。你愿意分享就会发现理解你的人越多。

8. 复发就意味着药物治疗没起作用

没有药物能够治愈多发性硬化或者让疾病不在复发。这意味着有些复发或疾病的进展，即使你如实的服用药物。需要记住的是，复发或疾病的进展并不意味着药物不起作用，或者你需要换药。是否需要更换治疗方案，需要咨询主管医生团队。

9. 科学家并没有取得任何进展

实际上，近些年的进展比其他任何时候都快。在 20 世纪 70 年代，科学家发现新的、更好的方法平衡免疫系统。在 20 世纪 80 年代早期，MRI 技术让医师第一次看到中枢病灶的图片。这些技术的进步为理解疾病的整体进展和评估治疗奠定了坚实的基础。对组织破坏的研究已经进入了新的高潮。

10. 假如你不能行走，生活就完了蛋

对于那些害怕不能行走的患者，除了安抚没有其他的办法。但是我们仍然能够旅行、冒险、工作、玩耍、生育，并且拥有一个完整的生活。假如你愿意，你可以会见一些你的亲朋好友或社区朋友。

附：《中国多发性硬化患者生存报告（2018）：关于多发硬化的真相》

多发性硬化作为罕见病的一种，是严重、终身、进行性、致残性的中枢神经系统疾病，好发于青壮年。其存在以下特征：

患者特征：中青年为主要发病人群，女性为男性的 2 倍

我国患者的发病高峰年龄为 20~40 岁即青壮年时期。多发性硬化患者因神经功能受损临床表现多样，较常见的临床表现依次为感觉障碍、肢体运动障碍、疲劳和平衡障碍，其他症状还包括：视力下降、头晕、复视、疼痛、认知障碍、共济失调、膀胱或直肠功能障碍等。

特别是女性，更是家里的半边天，她们患病对家庭来说可能是致命的打击。

疾病特征：多数为复发缓解型多发性硬化患者

多发性硬化是进展性、致残性疾病。调研显示，我国多发性硬化的患者中 83% 的患者为复发缓解型患者，58% 的患者每年发作≥ 1 次。这些患者平均至少有一个神经功能残疾，并随着病程残疾程度逐渐加重。50% 的复发缓解型患者可能进展为继发进展型，疾病进展平均只需 6.6 年。继发进展型患者的行动能力严重受损，平均行走能力不到 100 米距离。

而我国多发性硬化患者进入进展阶段时间较欧美患者较早，这可能与我国患者在复发期认为轻微症状可不吃药，以及缺乏规范治疗有关。因此，我们需要对更多的医生及患者进行教育，帮助患者更清楚的了解自己的疾病及进程。及早规范治疗才能使患者获得更好的预后，防止复发。

诊疗现状：半数患者不能被立即确诊，标准治疗率远低欧美

我国多发性硬化患者的确诊周期长，47% 的患者不能被立即确诊，38% 的患者被误诊为其他疾病，较常被误诊的疾病为视神经脊髓炎、焦虑、血管病、眼科疾病等。

疾病修正治疗（DMT）是国内外指南及共识推荐的缓解期标准治疗药物，可以有效降低复发、延缓残疾进展。我国 DMT 使用率远低于欧美（10% vs 86%），且可供选择的药物少（仅 2 种，而欧美 16 种）。同时，存在 31% 的患者由于药费太贵而选择放弃治疗。

特立氟胺片被认为 DMT 的一线口服治疗药物，能有效降低疾病复发率，控制疾病进展。

疾病负担：严重影响患者的工作和生活

95% 的受访患者在确诊前没听过多发性硬化这种疾病。由于缺乏足够的疾病意识和认知，一旦确诊，患者的精神负担极大。84% 的患者有负面情绪，15%~18% 的患者患病后与家人和朋友的关系变差，13% 的患者有自杀想法。

同时，多发性硬化严重影响了患者及其家庭的工作和生活，带来了巨大的经济负担和社会负担。仅有不到一半的患者还在工作，约 25% 的患者丧失了工作能力；因疾病会导致患者行动不便或残疾，约 80% 的患者在住院及门诊时需要家人陪护，18% 的患者家人因照顾患者而放弃工作；61% 的多发性硬化患者每次因复发住院产生的医疗费用在 10000 元以上。